疫学の概念図

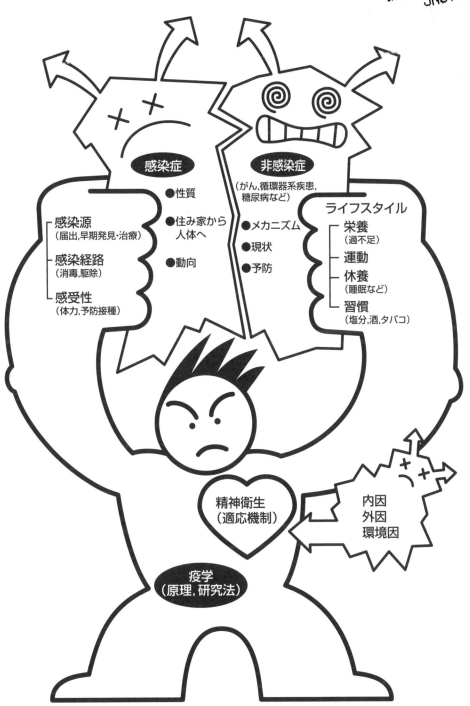

イラスト
公衆衛生学

第6版

石川 哲也・大谷 誉・中村 亮
成田 美代・吉岡 義正・吉川 博　著

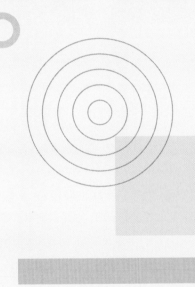
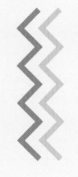

東京教学社

著者紹介（五十音順）

石川　哲也（いしかわ　てつや）　（神戸大学名誉教授）

大谷　誉（おおたに　ほまれ）　（元愛知文教女子短期大学）

中村　亮（なかむら　まこと）　（元中部学院大学短期大学部）

成田　美代（なりた　みよ）　（元三重大学）

吉岡　義正（よしおか　よしただ）　（元大分大学）

吉川　博（よしかわ　ひろし）　（元岐阜大学）

イラスト：梅本　昇

表紙デザイン：Othello

はしがき

　「1つの細胞には宇宙のすべてがある」といわれる．1つの細胞から導き出される事実は，全人類に共通するもので，「一事が万事」に通用する．これに対し，1人のがんによる死亡は，日本人全体のがんの死亡の状況を示してくれない．すると，全体を眺める視点をもった学問分野が必要になる．こうして，鳥のように舞いながら全体を観察し，人の健康を守ろうという公衆衛生学が生まれた．

　人の生活を眺めると，その多様性に驚かされる．住む場所，年齢，社会生活とのかかわりなどによってさまざまな生活方法がある．こうしたすべての人々にとって健康は守るべき財産であり，そのノウハウを伝えてゆく義務が私たちにはある．

　健康という財産を目に見える形で表すのは難しい．日本人の健康度を医療費としてお金に換算すれば 23 万円／年・人（1997 年）であるが，安全な商品の開発や環境保護の費用などを考え合わせるとずっと高額になることは容易に想像できる．しかし，健康だからといってこの金額を毎年受け取れるわけではない．公衆衛生を学んで健康を保持できた利益は確率的な表現でしかない．例えば，どぶ掃除をして蚊の発生が少なくなり日本脳炎の発生が減っても，あなた自身が恩恵に預かっているかどうかははっきりとは分からない．

　お金をためて財産を殖やすことが楽しみであるように，健康という財産のため方を楽しんで理解するよう企画したのが本書である．

　本書の特徴は，以下の点にある．

（1）理解を助けるため図表を多く用い，説明文を短く読みやすいように配慮した．また各章の初めにイラストと短文でその章の目的や内容を簡単に紹介した．

（2）章立てを，全集団の共通事項（人口・衛生統計，疫学など），年齢階級に特徴的な事項（母子保健，学校保健，勤労者保健など），関連事項（社会保障）の配列とし，無理なく理解できるようにした．

（3）生きている社会を対象とするので最新のデータを使用するとともに，説明は俯瞰的な観点を重視した．本文においては本質的な部分を説明した．

（4）最近の話題を取り入れた．特に環境問題についての充実を図った．

　本書が公衆衛生を学ぶ人あるいは社会の健康財産の貯蓄に役立てば，著者らの望外の喜びである．

　　2000 年　春

　　　　　　　　　　　　　　　　　　　　　　　　　　　　　　　　著者一同

第6版 はしがき

　著者らは，本書を公衆衛生学の要約と考えている．個々の項目を深く学習させるには，教員の努力と工夫が必要である．公衆衛生学を学ぶ者は，先人の研究の蓄積の広さと深さに辟易(へきえき)することが多い．また，理解することが求められ，『自分の考えを述べる』部分の少ないことが学習を単調にする要因となる．数値等の意味するところ，全体的な動向，その背景となることをつかみ取らせることが重要であると考える．

　上記第2版の序を継承しながら，第3版では，「本書を読み通すと，読者は初版から変わらない部分があることに気がつかれるかもしれない．学問の基礎が数年の間にがらりと変わることは非常に稀である．こうした安定した地盤の上に『学』を構築してこそ，世の流れに対して適切な批判と適応が可能である」との考えを述べた．

　第4版では，「本書には，数値が多い特徴がある．これは，社会においてエビデンス（証拠：evidence）に基づいた議論が必要とされていることから，可能な限りエビデンスを示そうとしたためである．学生は，特に数値の意味の理解や取り扱いに慣れることが必要であると考える．しかし，公衆衛生に係わる情報は多く，限られた紙面では割愛せざるを得ない．」と記した．

　第5版では，「本書のデータはネットで取得可能であること及び藁の山から1本の針を見つける体験も今の時代には必要なこと」を示した．

　連日新型コロナウイルスに関する情報が報道される日が3年間続いた．日常的な対策のほとんどは，経気道感染に対する基本的な対策であった．基礎的な知識をもってすればその対処法は容易に理解できるものであり，基本の重要性を改めて感じる．

　教科書には偏りのない記述が求められるため，各項目の解説記述量が十分でないことがある．また学ぶ分野によって重要とする項目の重みが異なるため，記述において過不足を感じることがあるであろう．こうした部分を補うのが，授業であり自学習である．

　これまで，本書が多くの学校に受け入れられ，教育に用いられたことは，著者らの望外な喜びである．本書で学んだ者が，公衆衛生の実践者となり，健康世界が広がらんことを願いながら．

2023年　春

著者一同

CONTENTS

CONTENTS

第5章 健 康 の 管 理

第6章 社会保障のシステム

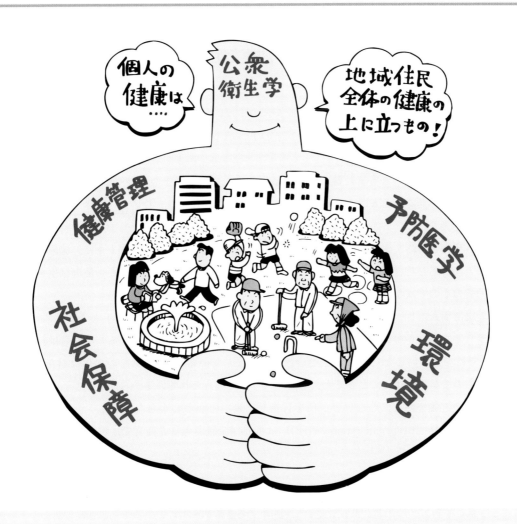

第1章

公衆衛生学の概要

　病気になると，食べたかったものも，おもしろかったことも，ただ物憂くなります．「健康は忘れもの　過ぎてから気がつき♫」は本当のようですネ．良くなったらあれもこれもしようと思いながら，夜更かしとインスタント生活が捨てられないあなた！

　健康を守り・増進するためには，1人ひとりが努力して生活を改善することと社会的な制度の充実が必要です．人は1人で生きていくことはできないし，1人でできることには限りがあるのですから．そして，社会システムの中で公衆衛生学は健康を守る大きな役割を担っています．

　この章では，健康を守る上で公衆衛生学がどのような役割を担うのかを学びます．

1 ▷ みんなの健康を定義する

　人は幸せになろうと生きている．幸せをどのように定義するかは人それぞれの見方があり難しい．しかし，幸せであることの基本の1つが「すこやかである」ことに異論はないであろう．

　健康を定義することもまた難しい．人は生きる上でさまざまな条件や制約の下にある．例えば，足を無くした人はその障害を一生持ち続けなければならないが，健康を「五体満足」と定義すれば，この人は生涯健康とはいえないことになる．しかし，障害を持ちながら生き生きと生活する人を不健康といえるだろうか．私とあなたが違うように，健康にもその人に対応した状態があり，健康を画一的に扱うには無理がある．また，健康は生きる目的そのものではなく，毎日の生活の資源として考えよう．

　健康を個人のレベルのみで捉えると，「私の体だから，私の勝手でしょ」と考えやすい．しかし，あなたが病気になったときには看護を受け，医薬品を投与される．これらは自分1人ではできないことだ．こうしたことを可能にしているのは，「あなたの体はあなた1人のものでなく，社会にとっても大切なものだ」と考えられているからである．

　健康の定義を明確にしないと，何を目指せば良いのかがわからなくなる．世界保健機関（World Health Organization；WHO）は世界保健機関憲章の前文で，健康について次のように述べている．

> 　健康とは，単に疾病や虚弱でないというばかりではなく，肉体的，精神的，および社会的に完全に良好な状態であることをいう．到達しうる最高水準の健康を享受することは，人種・宗教政治的信念，または経済的あるいは社会的地位の差別なしに，すべての人々が保有する基本権利の1つである．
> 　すべての人々の健康は，平和と安全を達成する基礎であり，個人と国家の密接な協力に依存する．

　これは，個人の健康の定義というより，社会的に達成しなければならない国民の健康水準を示したものと読みとれる．肉体や精神のみならず医療制度などの社会保障制度の充実も視野に入れている．そして，健康と疾病は別個のものでなく，連続したものと捉えている．

● 憲法 25 条

［国民の生存権・国の社会保障的義務］
1. すべて国民は，健康で文化的な最低限度の生活を営む権利を有する．
2. 国は，すべての生活部面について，社会福祉，社会保障及び公衆衛生の向上及び増進に努めなければならない．

わが国の憲法は，国民が健康に生活する権利と，国がその実現に努める責務を明示している．

2▷ 病気は予防がお得

　健康と疾病との間には明らかな境界線がなく，健康→半健康→半病人→病人と連続性をもっている．そして，人はこの連続性のある点に位置しており，ある時は健康で，ある時は病気でありうる．したがって，健康を守るということは，連続性の線に沿って，疾病状態から健康状態へ戻す作業であり，常に健康であろうとすることである．

　これまで，医学は病人を治療することに重点を置いてきた．病気を治すことは，可能な限り患者にもとの生活ができるようにすることである．それなら，病気を治すより，病気にならないようにするほうが，その人にとっても社会的にも大きな利益であるのは明らかである．こうした健康と疾病の連続性を考えて予防医学の体系が生まれた（図1-1）．

　予防医学における第1次予防は，健康そのものの保持増進と疾病の原因を取り除くという本当の意味での予防である．公衆衛生学が対象とするのは主にこの分野であり，iPS細胞や臓器移植のような派手さはないが，みんなに役立つ実用学である．

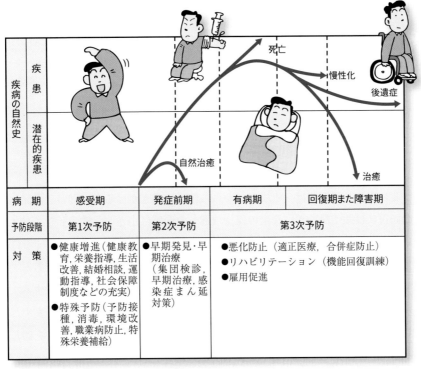

疾病の自然史	疾患 潜在的疾患			
病　期	感受期	発症前期	有病期	回復期また障害期
予防段階	第1次予防	第2次予防	第3次予防	
対　策	●健康増進（健康教育，栄養指導，生活改善，結婚相談，運動指導，社会保障制度などの充実） ●特殊予防（予防接種，消毒，環境改善，職業病防止，特殊栄養補給）	●早期発見・早期治療（集団検診，早期治療，感染症まん延対策）	●悪化防止（適正医療，合併症防止） ●リハビリテーション（機能回復訓練） ●雇用促進	

図1-1 予防医学の概念

3 ▷ ライフスタイルが健康に大きく影響する

疾病は2つの過程を経て発生する.

生体外で疾病発生の条件が整えられる		生体内部で疾病が形成される
・赤痢菌の食物汚染　・有機水銀の海への放出 ・食塩の過剰摂取　・職場におけるイライラ)	→	・赤痢患者　・水俣病 ・高血圧症→脳卒中　・胃潰瘍

こうしたことから,疾病の原因のほとんどは人を取りまく環境で作られるもので,体の外側に存在することがわかる.健康に影響する要因を大きく整理すると,図1-2のようになる.

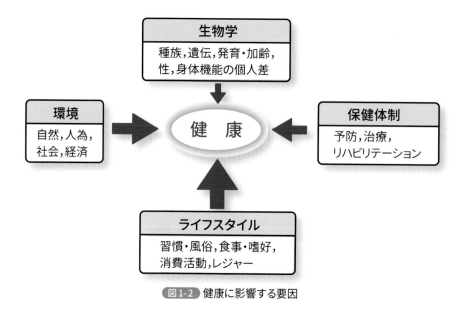

図1-2 健康に影響する要因

遺伝などの生物学的要因は,生まれてからの健康に働きかける力は弱い.保健体制は疾病からの回復には強く働くが,健康の保持増進への影響は小さい.環境とライフスタイルは健康に大きな影響を及ぼす.疾病の要因は絶えず環境中に発生しており,「なにもしなければ健康である」のではなく,「絶えず積極的に注意する」ことが必要である.こうした意味で健康は創るものであり,ライフスタイルはもっとも強く健康と関連する.ライフスタイルは生活方法であり,個人の総合的な生活の質（Quality of Life）を表すと考えてよい.ライフスタイルを正しい知識と実践の上に組み立てれば,健康な生活を楽しむことができる.

4▷ 健康増進に果たす公衆衛生学の役割

1 公衆衛生学は学んで行うことである

　皆が健康であるためには，あなたが健康でなければならない．あなたが健康であるためには，皆が健康であることが必要である．こうした関係があるので，個人を主体に考えるか，集団を主体に考えるかで学問分野が多少分かれる．公衆衛生学は，個人の健康を考えるというよりも，その地域住民全体の健康状態を考える．そして，地域住民の死亡率が減少したり，長生きする人が多くなれば，この地域は以前に増して健康な集団になったと考える．

　WHO の専門委員会は，公衆衛生（Public health）を次のように定義している．

> 　公衆衛生は，疾病予防，生命延長，および精神的・肉体的な健康と能力の保持増進の科学・技術であって，地域社会の組織的な努力によって環境衛生，伝染病予防，個人衛生における個人の衛生教育，疾病の早期診断と予防的治療のための診断と看護の組織化，および人々の健康保持に必要な生活水準を保障する社会機構の開発を図るものであり，これらの諸活動の組織化によって，すべての人々が生来の権利とする健康と長寿を実現させることができる．

　つまり，公衆衛生は「丈夫で長生きするための知恵を学び，行う」ための科学技術である．公衆衛生は「実践」を伴うものであり，このため社会的な組織力・実行力を必要とすることが特徴である．

2 公衆衛生学が対象とする分野

　公衆衛生学は人を対象とする総合的な学問であり，複雑多岐にわたる．複雑にならざるを得ないのは，人の生活がバラエティーに富んでいるためである．公衆衛生学の分野と人の一生を対応させると図 1-3 になる．

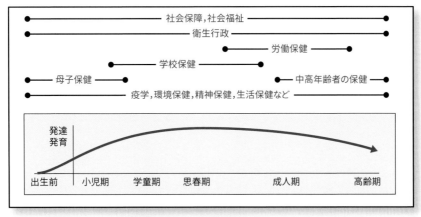

図1-3 公衆衛生の分野とライフステージ

　病気の原因を探る方法や環境汚染は年齢や地域を問わない基本的な課題である．こうした課題の根元を見つめ，社会的な対応や生活の中で自分がなすべきことを学ばなければならない．また，健康を守るためにどのような組織的保健活動が展開されているのかを知る必要がある．

　一方，人の生活は，年齢によっておおよそのパターンに分けることができる．つまり，人は生まれ，保育され，学校に通い，仕事に就き，老いる．それぞれの段階で健康にかかわる主な要因が変わってくるので，こうしたライフステージに合わせた各分野の知識の学習と実践が必要である．

　さらに，高齢化社会を迎えている現在，医療と社会保障・福祉は別物ではない．そこで，社会保障・社会福祉の概要も学ぶ．

　今何を学んでいるかを図 1-3 でときどき確認すると，全体的な位置がつかめて勉学の効率が上がる．

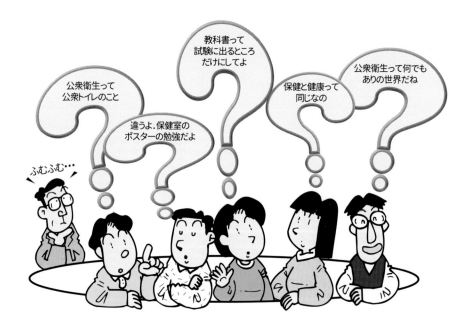

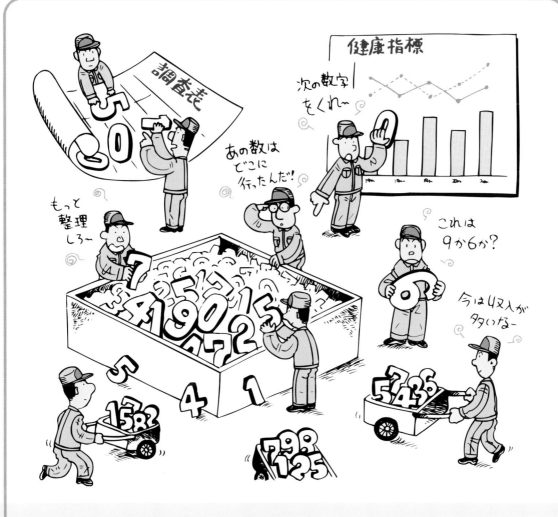

第2章
わが国の健康レベルの現状

　成績表の数字は見るのも嫌だが，アルバイト代の数字が増えるのはうれしい．これは，少なくとも共通の信仰「数字は嘘をつかない」に支えられている．

　自分の姿を鏡に映したときに，「眼はもう少しぱっちりと」と勝手に変えるわけにはいかない．このようにあるがままをまず受け入れるところから物語は始まる．その上で，どのように化粧したらより美しく見えるかを考えることにしよう．内から変えるも良し，外面をつくろうのも良し．

　日本の健康（衛生）水準を正しく見つめるには，数字を使わねばならぬ．その数字がどのような意味をもつのかを考えてみよう．正しく知ることは正しく考えることの始まりである．さて，始まり始まり！

1▷ 集団の健康レベルの指標

　集団の健康状態を表すためには，正確な情報を入手し，目的に応じて整理し，その集団の特徴を示す数値としてまとめることが必要である．こうした数値は，さまざまな解析に利用される．例えば，その地域の人口，若年者と高齢者の割合，出生数・死亡数などから将来人口の推定が可能となる．年齢別の死亡率や死に至った疾病の内容を知ることは予防につながる．また，地域の情報を比較することによってその健康状態の違いを知り，違いを生じさせる原因を追求して効果的に改善することができる．さらに，指標を用いて目標値を設定し，対策が有効であったかを確認することもできる．

　公衆衛生で用いられる主な指標の定義を表2-1に示す．こうした指標は，時間をおいてあるいは他の地域（国）との比較にも使用されるため，定義に則った算出が必要である．

表2-1 公衆衛生の主な指標の定義

(1) 出産率・死亡率・自然増加率・婚姻率・離婚率 $= \dfrac{件\ 数}{人\ 口} \times 1,000$

　総人口を分母にした率を粗率という．これは衛生状態，人口構成などを含めた包括的な比率である．なお人口動態統計では通常分母に10月1日の日本人人口を用いる．

(2) 死亡率（自然死産率，人工死産率）$= \dfrac{死産（人工・自然）数}{出産（出生＋死産）数} \times 1,000$

　人口動態統計での死産は，妊娠満12週以後の死児の出産である．

　　妊娠満22週以後（後期死産）の死亡率 $= \dfrac{妊娠満22週以後の死産数}{出産数（出生数＋妊娠満22週以後の死産数）} \times 1,000$

(3) 乳児死亡率・新生児死亡率・早期新生児死亡率 $= \dfrac{乳児・新生児・早期新生児死亡数}{出生数} \times 1,000$

　乳児死亡とは生後1年未満の死亡，新生児死亡とは生後4週（28日）未満の死亡，早期新生児死亡とは生後1週（7日）未満の死亡をいう．乳児の生存は母体の健康状態・養育条件などの影響を強く受けるため，乳児死亡率はその地域の衛生状態の良否，ひいては経済や教育を含めた社会状態を反映する指標の1つである．

(4) 周産期死亡率 $= \dfrac{妊娠満22週以後の死産数＋早期新生児死亡数}{出産（出生＋妊娠満22週以後の死産）数} \times 1,000$

　分子の2項目はともに母体の健康状態に強く影響されること，国によって死産の定義が異なることから，WHOが周産期死亡を定義した．

(5) 妊産婦死亡率 $= \dfrac{妊産婦死亡数}{出産（出生＋死産）数} \times 100,000$

　国際比較をするときには，分母に出生数を用いることがある．

(6) 年齢調整死亡率 $= \dfrac{\Sigma\ \{観察集団の各年齢（階級）の死亡率×基準集団のその年齢（階級）の人口\}}{基準集団の総人口}$

　上式で，Σは全年齢（階級）の総和を意味する．
　年齢構成が異なる人口集団の間での死亡率や，特定の年齢層に偏在する死因別死亡率などを，その年齢構成の差を除いて比較する場合に用いる．標準化死亡率ともいう．わが国の衛生統計では，基準

人口として昭和60年モデルを用いている．なお，観察集団の各年齢の死亡率が10万倍されたものであることから，年齢調整死亡率は10万人に対しての値である．

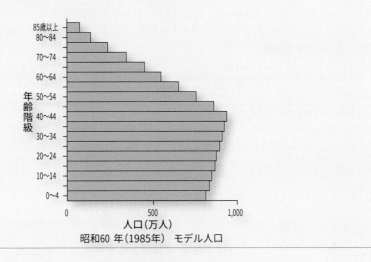

昭和60年（1985年）モデル人口

(7) 再生産率

$$\text{合計特殊出生率（粗再生産率）} = \sum_{x=15}^{49}\left(\frac{\text{母の年齢別出生数}}{\text{同年齢の女子人口}}\right)$$

$$\text{総再生産率} = \sum_{x=15}^{49}\left(\frac{\text{母の年齢別女児出生数}}{\text{同年齢の女子人口}}\right)$$

$$\text{純再生産率} = \sum_{x=15}^{49}\left(\frac{\text{母の年齢別女児出生数}}{\text{同年齢の女子人口}} \times \frac{\text{女の生命表の同年齢の定常人口}\ (Lx)}{10\,\text{万人}}\right)$$

合計特殊出生率は1人の女子がその年次の年齢別出生率で一生の間に生む平均子供数を示し，総再生産率は平均女児数を示す．生まれた女児が母親の年齢まで生き延びる確率を考慮した再生産率を純再生産率といい，1人の女子が一生の間に生む平均の次世代の母の数を示す．純再生産率が，将来人口の動向を最もよく表す．細分すると合計特殊出生率には「期間」合計特殊出生率と「コホート」合計特殊出生率がある．「期間」は，その年における各年齢出生率を合計したもので，年次比較，国際比較，地域比較に用いられる．「コホート」は，同一世代生まれの女性の各年齢出生率を合計したもので，実際に1人の女子が一生の間に生む平均子供数である．

(8) 罹患率（年間）

$$\text{罹患率（年間）} = \frac{\text{1年間の届け出患者数}}{\text{人口}} \times 100{,}000 \quad \text{（食中毒統計）}$$

$$\text{有病率} = \frac{\text{調査時点で疾病にかかっている者の数}}{\text{調査時点の人口}} \times 100{,}000$$

罹患率と有病率は発生数と現状数の違いである．一般に，罹患率は短期に転帰がわかる疾病（例えば，感染症）に用いられ，有病率は長期あるいは治癒が困難な疾病（例えば，高血圧）に用いる．有病率は発生の頻度と罹病期間によってきまる．

(9) 有訴者率

$$\text{有訴者率} = \frac{\text{有訴者数}}{\text{世帯人数}} \times 1{,}000 \quad \text{（国民生活基礎調査）}$$

有訴者は，世帯員（入院者を除く）で，病気やけがなどで自覚症状のある者である．

(10) 受療率

$$\text{受療率} = \frac{\text{調査日（1日）に医療施設で受療した推計患者数}}{\text{人口}} \times 100{,}000 \quad \text{（患者調査）}$$

$$\text{受診率} = \frac{\text{ある月（年間）の診療報酬明細書の枚数}}{\text{月末（年間平均）被保険者数}} \quad \text{（主として社会保険関係の諸統計で用いられる）}$$

表2-1 公衆衛生の主な指標の定義　つづき

(11) 平均寿命：毎年一時期に同数（10万人）生まれるとする．年齢階級別死亡率が変わらないと仮定するとどのような人口構成になるかを求めたものを生命表という．この生命表を用いて，ある年齢（x）の者が平均してあと何年生きられるかを示すのが平均余命（$\mathring{e}_x$）である．0歳の平均余命を平均寿命（$\mathring{e}_0$）といい，総合的な健康指標として用いられる．

(12) 人口に関する指数

- 年少人口指数 $= \dfrac{年少人口}{生産年齢人口} \times 100$
- 従属人口指数 $= \dfrac{年少人口 + 老年人口}{生産年齢人口} \times 100$
- 老年人口指数 $= \dfrac{老年人口}{生産年齢人口} \times 100$
- 老年化指数 $= \dfrac{老年人口}{年少人口} \times 100$

ただし，年少人口は0〜14歳，生産年齢人口は15〜64歳，老年人口は65歳以上を指す．

column

2-1　生命関数による平均余命の算出法

生命関数は，以下のように定義される．

死亡率（$_nq_x$）：x歳ちょうどの者が$x + n$歳に達しないで死亡する確率
生存数（l_x）：ちょうどx歳に達したときに生き残る人数の期待値，ただし，$l_0 = 100{,}000$
死亡数（$_nd_x$）：x歳ちょうどの生存数のうち，$x + n$歳に達するまでに死亡する人数の期待値
定常人口（$_nL_x$）：x歳以上で$x + n$歳未満の人口
定常人口総数（T_x）：x歳以上の人口
平均余命（$\mathring{e}_x$）：x歳ちょうどの者のその後の生存年数の期待値

これらの生命関数間の関係は以下のようになり（$n = 1$），具体的には図Aのような関係にある．

$$l_{x+1} = l_x \times (1 - q_x),\quad d_x = l_x \times q_x,\quad L_x = \frac{l_x + l_{x+1}}{2},\quad T_x = \sum_{n=x}^{\infty}(L_n),\quad \mathring{e}_x = \frac{T_x}{l_x}$$

T_xは，考え方を変えれば，l_xの人が合計して何年生きたかである（図Bの矢印）．したがって，l_xの平均余命はT_x/l_xで求まる．これは，T_xの面積をl_xを一辺とする長方形の高さを求めることに他ならない．

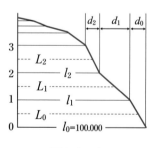

図A（$n=1$）

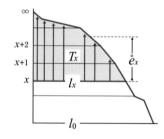

図B

2▷ 人口に関する統計

1 人口静態統計と人口動態統計

正確な国・地域の人口は，さまざまな施策の基礎になる．わが国の正確な人口は，5年ごとの国勢調査（10月1日現在）によって得られる．この統計値を人口静態統計という．国勢調査は2020年に行われ，調査が行われない年の人口は，人口の増減の統計から補正された推計値を用いる．

人口の増減は施策に影響する．そのため，人口の増減に関連する要素には関心が払われる．人口の増減は，自然増減（出生－死亡）と社会増減（転入－転出）によるが，わが国では自然増減の影響が大きい．死は健康の最悪の状態であり，健康レベルを高める上で詳細な情報が不可欠である．わが国では，当事者などが市区町村へ出生（出生証明書添付），死産（死産証書），死亡（死亡診断書），婚姻，離婚を届け出ることにより，人口の増減に関するデータが得られる．こうした情報を人口動態統計という．

主な統計値の推移を**付表1**に，諸外国との比較を**付表2**に示す．

2 日本の人口の動き

（1）人口の推移

明治以降わが国の人口は増加してきたが，2021年の人口増減率は－0.5％であった．今後順次減少するものと推定されている（**図2-1**）．

なお，日本の人口密度は332人/km²（2021年）であり，世界平均（61人/km²）の約5倍である．山地が多いわが国では，可住面積当たりの人口密度はさらに高い．

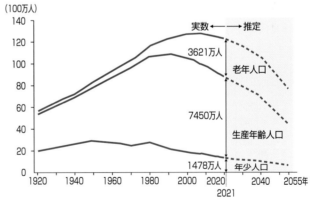

図2-1 わが国の人口の推移

（2）出　生

出生率の変動は，人口の変化をもたらす大きな要因である．わが国の出生率は，戦後おおむね減少傾向を示してきた（**図2-2**）．これを如実に示すものとして，合計特殊出生率と純再生産率の低下がある．人口が将来にわたって増減しないで，親の世代と同数で置き換わる指標を人口置換水準というが，人口置換水準に見合う期間合計特殊出生率は2.07（2020年）である．合計特殊出生率は1975年に2を下回り，純再生産率は1974年に1を

下回り，その後も低下傾向を示してきたが，近年はやや回復傾向がある．

　出生率の低下は，未婚率の上昇（特に若年層），晩婚化，子供を多数産む意欲の減退によると考えられる．その背景に教育・経済環境・女性の社会進出，価値観の変化がある．

　こうした出生率・再生産率の低下傾向は欧米先進国にも共通して観察されていたが，近年は国によって回復の傾向がある．

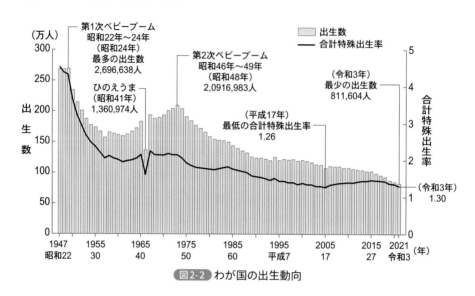

図2-2　わが国の出生動向

（3）死　亡

　わが国の死亡率は戦後急速に低下したが，1980年代からゆるやかな増加に転じている（図2-3）．この増加は衛生水準が低下したためではなく，高齢者人口の増加によるものである．このことは，年齢調整死亡率が男女共に引き続き減少傾向にあることからもわかる．

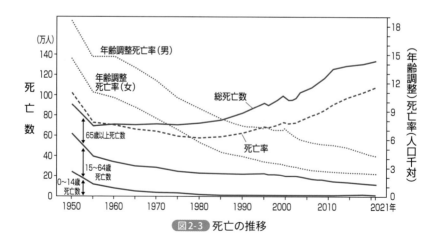

図2-3　死亡の推移

（4）世界の人口の動き

　世界人口は，2億5000万人（紀元元年）から5億5000万人（1650年）とゆったりと増

加してきた．しかし，近代に入ってから人口が急増するようになった．これは，産業革命や植民地解放などにより食糧増産，生活・衛生水準の向上などが可能になったためである．特に第二次大戦後は「人口爆発」の様相を呈している（**図2-4**）．しかし，地球上での食糧生産，資源，環境などには限りがあり，人口は無限に増え続けられるものではない．このため，人口増加の圧力は，世界に深刻な問題を引き起こす．

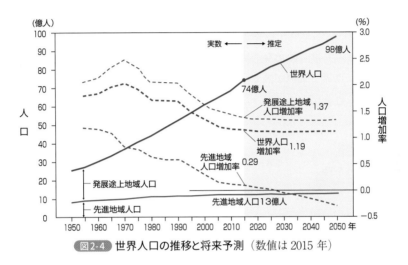

図2-4 世界人口の推移と将来予測（数値は2015年）

　世界人口の80％を発展途上国が占め，その人口増加率が高いことは，対策をより困難にする．発展途上国の人口増加の抑制は経済発展の力を奪い，南北格差などを現状のままに固定する恐れがある．さらに，人口増加は生物として自然な行為の結果であり，これを力で抑えることがいいのか/可能なのかといった疑問が残る．また，抑えた結果生じるかもしれない高齢化などの事態にどのように対応するかといった問題がある．

3 長寿と少子化は人口構造を変える

　人口の男女別・年齢別の構成図を人口ピラミッドとよぶ．人口ピラミッドは経済の成長とともに一定のパターンを示すことが知られている（**図2-5**）．

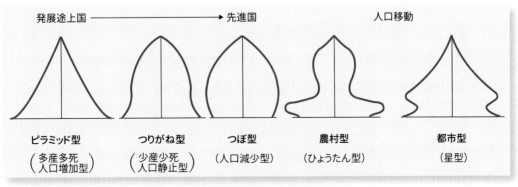

図2-5 典型的な人口ピラミッド

　　長寿と少子化による老齢化が進むと人口構造が変わってくる．わが国の現在の人口構成を
2065 年の推定値と比較すると，2065 年は現在と比べて頭でっかちの構造である（**図2-6**）．
2065 年には老年人口割合は約 40％に達し，
年少人口割合と生産年齢人口割合は減少する
（**表2-2**）．その結果，従属人口指数は 95 に
上昇する．このことは，国全体として，働く
人間が養うべき人数が 2065 年には倍増する
ことを意味する．これほど急速な高齢化と高
い従属人口指数は世界でも例が無く，対応を
誤れば混乱を招くことになる．

表2-2 2021 年と 2065 年の人口構成

指　標	2021 年	2065 年
総人口（万人）	125502	8808
年少人口割合（%）	11.8	10.2
生産年齢人口割合（%）	59.4	51.4
老年人口割合（%）	28.9	38.4
従属人口指数（%）	68.5	94.5
老年化指数（%）	245.0	438

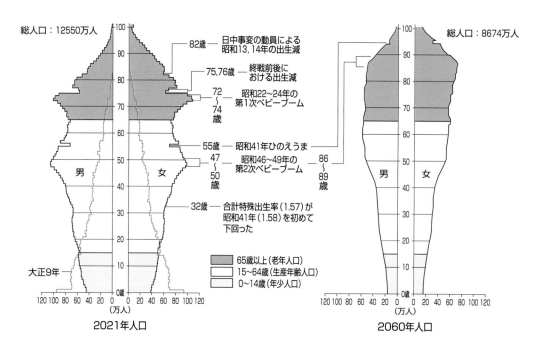

図2-6 わが国の人口ピラミッド

④ 家族構成は世につれ，世は家族構成につれ

　　「親子 4 人のむつまじい生活」が家庭のイメージであるが，全国の 1 世帯当たりの平均
世帯人数は 2.39 人である（2019 年：**付表1**）．そして，単独世帯は増加，3 世代世帯は減
少する傾向にある．また，65 歳以上の者のいる世帯数では，「老齢の夫婦のみ」，「老人の
1 人暮らし」，「老齢の親と子のみ」の世帯が急増している．こうした世帯の単純化は，多
様な考えにふれる機会を少なくし，人と人とのかかわり合いを薄くするとともに，家族の
機能を社会が負担しなければならない要因になる．

3▷ どんな疾病で人は死ぬのか

1 主な死因の推移

　死因は死亡診断書に記載されており，数え上げればどのような疾病によって死亡したかの統計値が得られる．この死因は WHO が定めた ICD という分類方法によっている．ICD は随時改定され，わが国では 1994 年からは ICD-9，2017 年からは ICD-10 が適用されている．ICD の改定によって分類法などが変更されるため，死亡関係の経年推移のデータが変化する可能性があり，読むときに注意を要する．

　死因構造は時代によって異なる．戦後わが国の死因構造の中心は，感染症からいわゆる生活習慣病へと大きく様変わりした．死亡率から見た推移を図 2-7 に，年齢調整死亡率で見た推移を図 2-8 に示す．

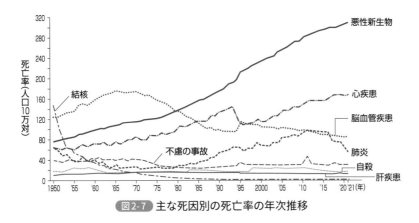

図2-7　主な死因別の死亡率の年次推移

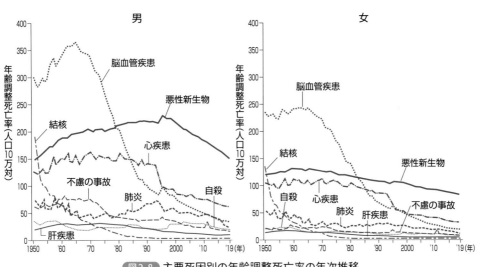

図2-8　主要死因別の年齢調整死亡率の年次推移

悪性新生物（がん）や心疾患による死亡率は増加傾向が止まらず，対抗する手段がないように見える．しかし，年齢調整死亡率ではむしろ低下傾向が認められる．このことは，がんや心疾患の発生に加齢が大きな要因となること，対策が有効あるいは可能であることを示している．

2 年齢階級別に見た死亡の状況

死亡率は年齢階級によって異なる（表2-3）．新生児・乳児は，身体機能の未熟さ，出生前後の環境の急変などのため死亡率が高く，0歳の死亡率は約50歳の死亡率に相当する．死亡率が最も低くなるのは5〜14歳である．これ以降は年齢とともに高くなる．こうした傾向は男女に共通であるが，男性の死亡率はどの年齢階級においても女性より高い．

主たる死因は年齢階級に特徴的である．乳児，幼児では，先天奇形・変形と染色体の異常などが多い．学童期はもともと死亡率が低い年代であり，防ぎにくい悪性新生物や生活上起こりうる不慮の事故が目立つようになる．青年期では，自殺と不慮の事故が多く，外因死が多くの割合を占める．40歳を越えると，悪性新生物，心疾患，脳血管疾患のいわゆる3大死因が大きな割合を占めるようになり，70歳を超えると肺炎が多くなる．

表2-3 年齢階級別の死亡の状況（2021年）

年齢階級	総数 死亡数	死亡率	第1位 死因	死亡数	%*	第2位 死因	死亡数	%	第3位 死因	死亡数	%	第4位 死因	死亡数	%
全年齢	1,372,755	1,112.5	悪性新生物	381,497	27.8	心疾患	214,623	15.6	老 衰	152,024	11.1	脳血管疾患	104,588	7.6
0歳	1,512	179.8	先天奇形等	490	32.4	呼吸障害等	211	14.0	突然死	68	4.5	不慮の事故	60	4.0
1〜4	467	12.8	先天奇形等	98	21.0	悪性新生物	52	11.1	不慮の事故	50	10.7	心疾患	26	5.6
5〜9	306	6.1	悪性新生物	88	28.8	不慮の事故	45	14.7	先天奇形等	44	14.4	その他新生物	17	5.6
10〜14	426	8.0	自 殺	128	30.0	悪性新生物	82	19.2	不慮の事故	52	12.2	先天奇形等	32	7.5
15〜19	1,262	22.5	自 殺	632	50.1	不慮の事故	161	12.8	悪性新生物	126	10.0	心疾患	39	3.1
20〜24	2,180	36.8	自 殺	1,284	58.9	不慮の事故	238	11.0	悪性新生物	157	7.2	心疾患	69	3.2
25〜29	2,248	37.8	自 殺	1,241	55.2	悪性新生物	225	10.0	不慮の事故	201	8.9	心疾患	146	6.5
30〜34	2,902	45.6	自 殺	1,179	40.6	悪性新生物	517	17.8	心疾患	197	6.8	不慮の事故	191	6.6
35〜39	4,396	60.8	自 殺	1,297	29.5	悪性新生物	946	21.5	心疾患	375	8.5	不慮の事故	280	6.4
40〜44	7,678	93.0	悪性新生物	2,037	26.5	自 殺	1,525	19.9	心疾患	753	9.8	脳血管疾患	544	7.1
45〜49	14,111	145.8	悪性新生物	4,295	30.4	自 殺	1,943	13.8	心疾患	1,682	11.9	脳血管疾患	1,230	8.7
50〜54	19,812	231.2	悪性新生物	7,444	37.6	心疾患	2,788	14.3	自 殺	1,850	9.3	脳血管疾患	1,808	9.1
55〜59	27,521	352.4	悪性新生物	11,363	38.5	心疾患	3,534	12.0	脳血管疾患	1,995	6.8	自 殺	1,644	5.6
60〜64	40,514	551.0	悪性新生物	17,659	43.6	心疾患	5,110	12.6	脳血管疾患	2,645	6.5	肝疾患	1,573	3.9
65〜69	72,970	893.1	悪性新生物	31,939	43.8	心疾患	8,399	11.5	脳血管疾患	4,463	6.1	肝疾患	1,947	2.3
70〜74	124,099	1,357.8	悪性新生物	59,734	48.1	心疾患	16,312	13.1	脳血管疾患	9,062	7.3	肺 炎	4,124	3.3
75〜79	162,136	2,305.9	悪性新生物	60,032	37.0	心疾患	20,261	12.5	脳血管疾患	11,486	7.1	肺 炎	6,630	4.1
80〜84	216,526	4,023.1	悪性新生物	67,403	31.1	心疾患	31,436	14.5	脳血管疾患	17,225	8.0	肺 炎	12,295	5.7
85〜89	276,507	7,411.0	悪性新生物	64,605	21.8	心疾患	46,470	15.7	老 衰	30,679	10.3	脳血管疾患	23,009	7.8
90〜94	245,216	13,574.6	老 衰	49,349	20.1	心疾患	46,981	19.1	悪性新生物	39,038	15.9	脳血管疾患	19,503	8.0
95〜99	119,379	23,916.7	老 衰	39,192	32.8	心疾患	24,579	20.6	悪性新生物	12,116	10.1	脳血管疾患	9,247	7.7
100歳以上	30,149	37,613.8	老 衰	15,465	51.3	心疾患	5,352	17.8	脳血管疾患	1,899	6.3	肺 炎	1,736	5.8

* ％は，年齢階級の全死亡数に対する死亡割合である．
先天奇形等：先天奇形，変形及び染色体異常
呼吸障害等：周産期に特異的な呼吸障害及び心血管障害

3 外的要因による死

外因死には不慮の事故，自殺，他殺などを含む．

(1) 不慮の事故

　不慮の事故の死亡率と主な死因割合を**図2-9**に示す．総数では，窒息（21％），転倒・転落（25％），溺死（19％）が多い．年齢階級別に見ると，乳児では窒息，1〜4歳では交通事故と窒息，5歳以上では交通事故が多くなり，75歳以上では溺死や転倒・転落が多く各年齢の特徴を反映する．

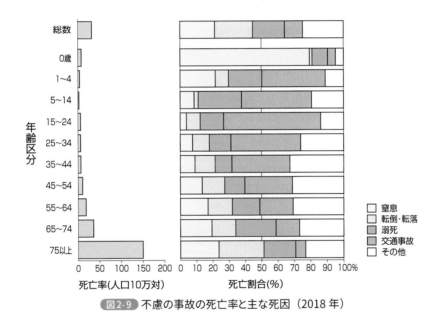

図2-9 不慮の事故の死亡率と主な死因（2018年）

(2) 自　殺

　自殺による死亡率は，戦後やや増加し，その後増減を繰り返しながらも近年は減少傾向にあり，自殺率は16.5（人口10万対：2021年）である．自殺数（20,282人，2021年）は交通事故死数（2,636人）より多く，社会的な問題である．自殺を年齢階級別にみると，1950〜60年には20歳代で突出していた．しかし，現在の自殺死亡率は20歳代以降20前後で推移し，50歳代に小さな山が認められる．遺書などにより自殺の動機が明らかなものは全体の72％で，その内訳は健康問題が突出し，次いで経済・家庭問題が占めている．学齢期には学校問題も多くなる．また，わが国の自殺率は，欧米に比してやや高い．

4 ▷ 平均すると人は何年生きるか

　人生 50 年という言葉のように，第二次大戦前までの平均寿命は 50 歳に届かなかった．その後，日本人の平均寿命は著しく延びた（**図 2-10**）．年少者の死亡率の改善は平均寿命の延びに大きく影響する．わが国の戦後の急速な平均寿命の延びは，乳児死亡と青年期の結核死亡の改善によるところが大きかった．しかし，近年の平均寿命の改善は中高年層の死亡率の改善によるところが大きい．長寿は公衆衛生の目標でもあるが，長寿に伴って発生する問題も多い．

　ある死因が克服されたとき，平均寿命はどれくらい延びるのだろうか？　トップ 3 を**表 2-4** に示す．

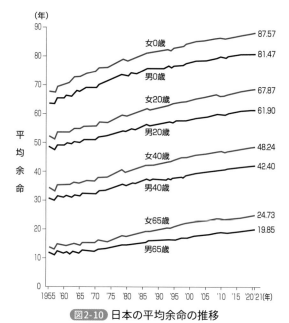

図2-10 日本の平均余命の推移
（資料：厚生労働省「簡易生命表」「完全生命表」より）

表2-4 特定死因を除いた場合の平均寿命の延び（2020 年）

克服された死因	男	女
悪性新生物	3.57 年	2.87 年
心疾患	1.45	1.26
脳血管疾患	0.71	0.66

5▷ 先進国と比較した日本の健康水準のレベルの高さ

　わが国の各種健康水準を欧米諸国と比較すると，年齢調整死亡率・乳児死亡率が低く，全体的に高い水準にあり，世界有数の長寿国であるといえる（**付表2**）．細かく比較すると，胃がんの年齢調整死亡率が高く，乳・肺が低い．

6▷ 日本における病人やけが人の状況

　人口静態統計・動態統計の他に国民生活基礎調査，患者調査，国民健康・栄養調査や医師の届け出義務によるデータなど，国民の健康状況に関するさまざまな調査が行われている．ここでは，国民生活基礎調査，患者調査を解説する．

1 国民生活基礎調査　—国民の約3割が体調不良を感じている—

　この調査は，抽出された地区の世帯を対象として，保健・医療・福祉・年金・所得など国民の基本的事項について3年ごとに大調査を，毎年簡易調査を行うものである．

　傷病があっても日常生活に支障のない人は多い．実際，病気やけがなどで自覚症状のある者の割合（有訴者率）は全人口の約3割（2019年）に上る．有訴者率は，一般に年齢が高くなるに従って高くなり，65歳以上では約半数が有訴者である．多い自覚症状は，「腰痛」，「肩こり」，「手足の関節が痛む」である．

　医療施設，老人保健施設，施術所（あんま・はり・きゅう・柔道整復師）に通っている者は全国民の40％である．おおむね年齢が高くなるに従って高くなり，65歳以上では約7割が通院者である．また，20歳以上の健康診断や人間ドックの受診率は70％である．

2 患者調査　—1日に国民の約7％が医療の門をくぐる—

　この調査は抽出調査で，医療施設（病院・一般診療所・歯科診療所）を利用する患者に関する情報が収集される．調査は3年ごとに実施され，ある1日の患者についての情報である．患者数は入院121万人（受療率：960［人口10万対］，2020年），外来714万人（受療率：5,658）で，その日全国民の約7％が受療したことになる．受療率の年次推移を**図2-11**に示すが，受療率は単に疾病の発生状況のみでなく，医療・社会保障制度や人口構成と深くかかわり合っている．受療率は年齢階級によって大きく異なり，死亡率と同様に若年齢で低く，年齢とともに高くなる（**図2-12**）．高齢者の受療率は著しく高い．

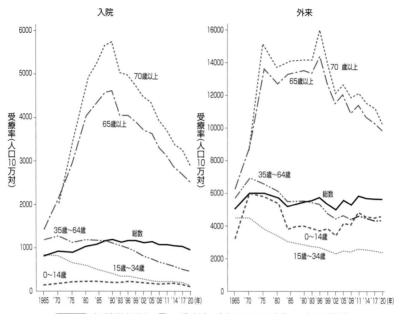

図2-11 年齢階級別に見た受療率（人口10万対）の年次推移

（資料：厚生労働省「患者調査」より）

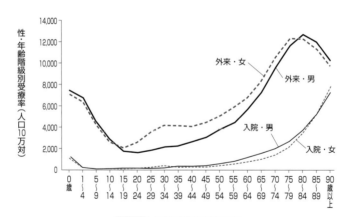

図2-12 年齢階級別受療率

（資料：厚生労働省「患者調査」より）

 第2章の問題

❶ 世界の人口増加が深刻な問題となっている背景を説明しよう．

❷ 日本の人口の推移予想から，どんな問題が生じると考えられるか．

❸ 衛生統計から見て，わが国はどの分野の対策に重点を置くべきだろうか．

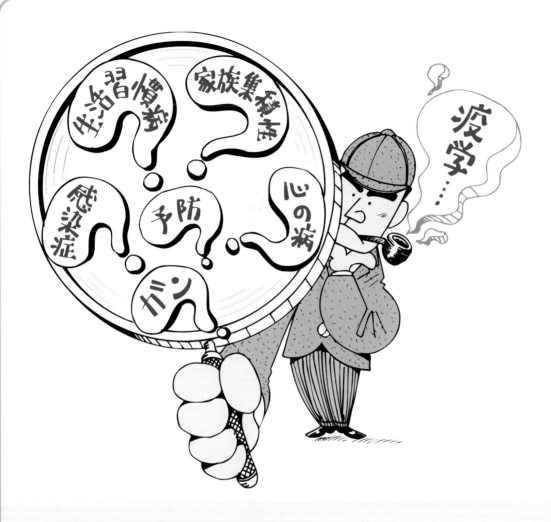

第3章
疾病の原因を探る

あなたの町に事件が起きた.

通常ではあり得ない多数の病人が発生した.いったい,病気を発生させた原因は何なのだろう.食中毒か,単なる食べ過ぎ・飲み過ぎだろうか,職場に問題があるのだろうか,新種のウイルスの発生か,大気汚染が最近ひどいが,それとも宇宙からの侵攻か………,名探偵コナンかウルトラマンに解決を依頼すべきだろうか.

病気の原因を探し,正しく知ることは,病気を予防するのに必要不可欠なのだ.「敵を知り己れを知れば,百戦百勝危うからず」と昔から言うではないか.

本章では,残された手掛かりから,どのように犯人を追いつめるのか,得られた知識を利用してどのような予防法を展開しているかを疫学という眼を通して考える.

1 ▷ 疫学の基礎

1 疫学の考え方と応用範囲

疾病の発生を集団として観察すると，その疾病の発生に特有な要因が浮かび上がってくる．1854年にロンドンのブロードストリートを中心としたコレラが流行した．このとき，スノー（J. Snow）は集団における疾病発生の原因を追究する基本的な方法を示した．彼は，この流行を，時・場所・人の3要素から解明した．その主な論点は

① 患者発生の時間的変化を記録し，その消長を追った（**図 3-1**）．

② 死亡者の住所を地図に書き込んで，地域分布特性を示した（**図 3-2**）．

③ 患者が多発した地域としない地域に分けて，前者に特有な事実（共同井戸水の飲用）の発見に努めた．また，多発地域内での患者と非患者に違う点を探した（**表 3-1**）．

④ 周辺での例外的発生患者と，多発地域の患者の共通な事実の発見に努めた．

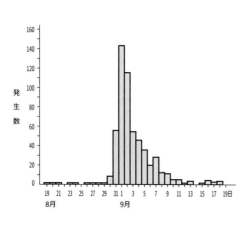

図 3-1 ロンドンのコレラ発生の推移

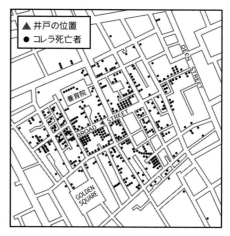

図 3-2 コレラ死亡者の地理的分布

表 3-1 共同井戸の飲用調査

	発　病	異常なし	計
共同井戸の飲用者	80	59	137
非　飲　用　者	20	279	299

（竹村望，菊池正一編「衛生・公衆衛生学」日本医事新報，1979 より）

このような調査結果から，彼はコレラの発生にもっとも関連が深いものとして共同井戸を推定した．コレラが水を介して伝染することがわかれば，その対応手段をとることができる．この研究はコレラ菌発見の30年前で，まだ細菌によって疾病が引き起こされることさえ知られていなかった時代の業績である．

こうした調査・研究法は疫学とよばれた．疫学は各分野に応用され，がん，食中毒，精神病，公害，自殺，交通事故なども対象となった．

　このように，疫学は本来感染症を対象としてその原理（発生・分布・消長）を研究するために生まれたが，現在では幅広い分野に用いられている．今日，疫学は，「人間集団を対象として，人間の健康やその異常の原因を宿主，病因，環境の各方面から包括的に考究し，健康の増進と異常（疾病）の予防を図る学問」と定義される．

２ 体内に取り込まれる有害物の量と反応（影響）との関係

　インフルエンザウイルス１個が体内に入っても，病気にはならない．体に必要なビタミンＤも取り過ぎれば有害である．取り込まれた有害物質や病原体の量が微量であれば，体はこれを処理して無害化する機構（解毒機構：代謝・排出など）をもっているので，影響は現れない．この無影響量を超えて生体内に入ると，健康に影響する．したがって，人への影響はその毒性×摂取量（暴露量×暴露期間）の関数であるといえる．

　有害物の摂取量と影響との関係を量 – 反応関係（dose-response relationship）または量 – 影響関係（dose-effect relationship）という（図3-3）．量 - 反応関係は，一般的にはＳ字型カーブを描くが，必要微量元素のＵ型や放射線のような直線型などがある．こうした関係から求めた無影響量や許容確率から，環境基準値や有害物質の許容濃度が設定される．

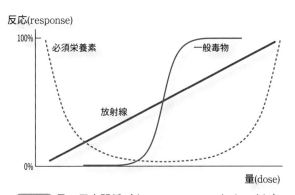

（図3-3）量 – 反応関係（dose-response relationship）

３ 疫学で使用される用語

① 　家族集積性：疾病流行時に患者の発生を家族単位で見ると，ある家族では多数の患者がでるのに別の家族では患者がいないという現象のことをいう．

② 　発症率：$\dfrac{発症者}{感染者} \times 100$（％）で，感受性指数ともいう．一般に病原体の病原性の強弱を示す．

③ 　致命率，致死率 $= \dfrac{その疾病による死亡者数}{ある疾病の患者数} \times 100$（％）で，疾病の重篤度を示す．

④ 　相対危険度：危険要因への暴露群が対照群に比べ何倍の疾病を発生させるか，または死亡の危険率が何倍高いかを示すもので，罹患率や死亡率の比である．

⑤　寄与危険度：危険要因を除去することによって得られる罹患率，死亡率の改善度
　　合を示す．

相対危険度と寄与危険度の算出法を**表3-2**に示す．

表3-2 コホート調査からの相対危険度・寄与危険度の算出法

		疾病			コホート調査の結果(人数)が左のようにまとまっているとする．各欄(a, b, c, d)は人数を示す．
		有	無	合計	
要因	有	a	b	a+b	相対危険度 $=\dfrac{a/(a+b)}{c/(c+d)}$　　寄与危険度 $=\dfrac{a}{a+b}-\dfrac{c}{c+d}$
	無	c	d	c+d	

2 ▷ 疫学の調査・研究法

1 疾病を引き起こす要因と結果との複雑な関係

　名探偵と凡人との違いは，眼の付け所である．こうした勘所を押さえるのは，探偵の能力であるが，学問は個人技にとどまらずそれを体系化する．疾病を引き起こすさまざまな要因は，①外的因子（病因），②内的因子（宿主），③環境因子に分類される（**図3-4**）．結果から原因を探る探偵は，このような体系づけられたチェックポイントを確認しながら検証するのである．

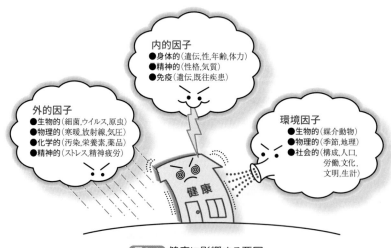

図3-4 健康に影響する要因

　原因（犯人）は簡単にわかることもあれば，迷宮入りすることもある．これは，証拠と犯人との間が複雑なためである．1つの疾病が1つの因子から発生するとは限らない．また，その原因が見えやすい病因であるとは限らない．例えば，食生活習慣や年齢は高血圧症の引き金になり，感染症の流行は人の抵抗力（免疫）によって左右される．

Aを原因, Rを疾病として発生形式を模式化すると以下のようになる.

① A→R, A－×→R	原因が疾病を発生させるが, あっても疾病とならない場合がある
② A_1→R, A_2→R, …A_n→R	複数の原因から1つの疾病が発生する.
③ A→R_1, A→R_2, …A→R_n	1つの原因から複数の疾病が発生する.
④ A_1 + A_2 +…A_n→R	いくつかの原因が加え合わさって疾病が発生する.
⑤ A_1→A_2→…A_n→R	ドミノ的に原因が連鎖して疾病が発生する

このような関係が組み合わさって疾病は起きる. したがって, 原因と疾病がどのような関係になっているかを知ることが予防上必要である.

2 疫学における研究法

原因と疾病の関係を探索する疫学は, 記述疫学・分析疫学・実験疫学に分類される.

① **記述疫学**：対象とする疾病について集団内での発生の特徴を描写することを目的とする. 具体的には, 調査対象集団の中で誰が（人）, いつ（時）, どこで（場所）, 何を（症状）について観察し, 記録する. これを解析して, その疾病の発生パターンを見つけ, 疾病の原因に関する仮説を立てる. 記述疫学はもっとも基本的なもので, 分析疫学・実験疫学に進む基礎資料を提供する.

② **分析疫学**：仮説の妥当性を検証するため, 仮説の要因と疾病との関連の度合いを明らかにする. 例えば, 環境汚染物質による健康障害の解析, 喫煙と肺がんの関係などである.

③ **実験疫学**：疑われている因子を実験的に与えたり除いたりして, その疾病の発生へのかかわりの有無を検討することで, 介入研究ともよばれる. 職場での有害物質の濃度を下げることによる障害発生の低下, 環境汚染物質の長期動物暴露実験, キノホルム薬の発売停止によるスモン病発生の激減, 人を用いた麻しんワクチンの有効性の検討などはこの例である.

3 疫学調査の方法

疫学に用いられる調査法に断面調査, 患者対照調査, コホート調査がある （図 3-5）.

① **断面調査**：ある時点における状態を調査・記録する方法で, 記述疫学的な資料を得るのに使用されることが多い. わが国の患者調査, 国民生活基礎調査, 国民健康・栄養調査などはこの例である. 患者対照調査と違って, サンプルの選び方が統計的原則にもとづいて行われるため, 結果が一般的で, 信頼性が高い.

② **患者対照調査**：問題とする疾病にかかっている者（患者）と, かかっていない者（対照）について, 仮説の要因への暴露の有無・程度を比較する方法である. 過去にさかのぼって情報を集めるため, 履歴調査, 後向き調査（リトロスペクティ

ブ調査）ともよばれる．例えば，肺がん患者とそうでない者に対し，社会階層，居住地，喫煙の本数や開始年齢などをアンケート調査し，肺がんを発生させる要因を探ることである．

③ **コホート調査**：ある要因に暴露されている集団といない集団を選び，将来その影響がどのような形で見られるかを調査する．要因対照調査，追跡調査，前向き調査（プロスペクティブ調査）ともよばれる．原爆被ばく者の追跡調査，介入疫学研究の評価などはこの例である．

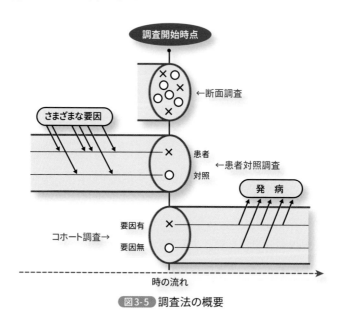

図3-5 調査法の概要

表3-3 患者対照調査とコホート調査の特徴と比較

	信頼性	観察期間	労力・費用	寄与危険度	相対危険度
患者対照調査	低い	短い	小	計算できない	近似値計算可能*
	特徴：過去の記憶・記録に頼る．偏りのない対照を確保することが難しい．まれな疾病に対する調査が可能．				
コホート調査	高い	長期	大	直接計算可	直接計算可
	特徴：暴露因子に関して正確な調査を得ることが可能．人口移動が激しい対象での調査は困難．発生頻度から対象サイズを決定する．まれな疾病に対する調査は困難．				

* 表3-2での結果を患者対照調査の結果と読み換えた場合（疾病の有無は，患者，対照となる），近似計算は ad/bc となる．これを，オッズ比という．

4 みんなを納得させる因果関係の証明法

「各地域のかぜの患者数と電柱の数が比例関係にあるから，電柱はかぜの原因である」といっても誰も信用しないだろう．このように原因と結果の関係の証明には，常識的な以

下の条件を満たすことが必要である.

① **時間性**—その要因への暴露は，発病の前でなければならない．

② **密接性**—その要因の作用の仕方と病気の起こり方が密接に関連すること．量-反応の関係が成立すれば，因果関係の可能性が高くなる．

③ **特異性**—その要因と疾病の発生がどの程度特異的にかかわり合っているか．例えば，感染症における病原体の証明，疾病とその要因の消長が一致することなど．

④ **普遍性**—研究対象・調査時期・研究方法が異なっても，ほぼ一致した結果が得られること．

⑤ **合理性**—従来の経験・理論に矛盾しないこと．

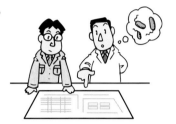

3▷ 感染症の疫学

感染症では必ず病原体が存在する．この病原体が，どこにいて，どのように人に入り，人はそれにどう反応するかを知ることが疾病予防に役立つ．

1 どんな病原体が病気を引き起こすか

病原体には，細菌，ウイルス，リケッチア，クラミジア，スピロヘータ，真菌，原虫，寄生虫など多くの種類がある．こうした病原体の特徴と関連する主な疾病を表3-4に示す．

表3-4 病原体の種類と感染症

1. ウイルス：$(0.02 \sim 0.25 \, \mu m)$，偏性細胞寄生性，1種の核酸で，宿主細胞内で複製する．
   例：日本脳炎，ポリオ，インフルエンザ，狂犬病，麻しん，風しん，おたふくかぜ，水痘，流行性肝炎，ラッサ熱，マールブルグ病，エボラ出血熱，クリミア・コンゴ熱など

2. リケッチア：$(0.3 \sim 2 \, \mu m)$，偏性細胞寄生性，2種の核酸をもち，2分裂増殖する．節足動物媒介性あり．
   例：発しんチフス，発しん熱，つつが虫病など物媒介性あり．

3. クラミジア：$(0.8 \sim 1.5 \, \mu m)$，偏性細胞寄生性，2分裂増殖する．節足動物媒介性なし．
   例：オウム病，そ型リンパ肉芽腫症，トラホームなど

4. スピロヘータ：$($幅$0.2 \sim 0.75 \, \mu m$，長さ$3 \sim 500 \, \mu m)$，らせん状で屈伸性．
   例：梅毒，回帰熱，ワイル病，そこう（鼠咬）症など

5. 真菌：$($幅$3 \sim 7 \, \mu m)$，菌糸，胞子からなり，かびと呼ばれる．胞子形成・出芽による再生．
   例：放射菌症，白せん（癬）など

6. 細菌：$(0.4 \sim 5 \, \mu m)$，単一の原始細胞からなり，2分裂増殖する．
   例：コレラ，赤痢，腸・パラチフス，しょう紅熱，ジフテリア，流行性脳脊髄膜炎，ペスト，百日せき，らい，結核，りん病，軟性下かん（疳），破傷風，炭そ（疽）など

7. 原虫：原生動物，単細胞からなるもっとも原始的な動物．
   例：アメーバ赤痢，マラリア，トキソプラズマ，カラアザールなど

8. 寄生虫：扁形動物，線形動物
   例：吸虫類（日本住血吸虫，横川吸虫），条虫類（広節裂頭条虫），線虫類（回虫，ぎょう虫，鉤虫）など

注：$1 \, \mu m = 1/1000 \, mm$

2 感染症はどのように起き，広がるか

（1）個人の経過

　病原体が通常いる場所を感染巣，病原体をもっているものを感染源という．病原体が人に侵入する経過と人の疾病に対する対応をパターン化したものが**図3-6**である．この図から，用いる用語の意味と全体像がわかる．なお，人がその疾病に抵抗力をもつ状態を感受性がない（非感受性）といい，もたない状態を感受性があるという．

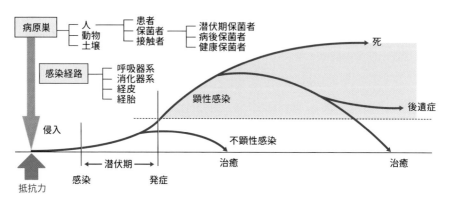

図3-6 感染症の個人での経過

疾病の現れ方は，病原体のもつ以下の特性と関連している．

① **病原性**：病原体が人に発症させる能力をいう．発症率（感受性指数）は病原性を示す指標である．不顕性感染の割合が高い場合に病原性は低く（発症率も小さく），顕性感染が多い場合は高い．

② **毒力**：病原体の増殖により宿主の生活機能に与える障害の程度を意味し，致命率はこの指標の1つである．例えば，狂犬病の致命率はほぼ100％，ラッサ熱は30〜50％，日本脳炎は35％と高く，これらの病原体は毒力が強いことを示す（**付表3-1参照**）．毒力は流行の初期から最盛期に強く，終末期に弱いことが多い．また，同じ病原体でも菌型による差がある．

③ **発病**：発病は，多量の菌の侵入によって起こる．一般に菌摂取量が多いほど，潜伏期は短く，発病率は高く，症状は重く，致命率も高い．

④ **耐性**：乾燥・温度・光などの自然条件や各種薬剤に対する病原体の抵抗性をいう．耐性の強いものは，外界での生存期間が長く，流行の危険性が大きい．例えば，破傷風，ボツリヌス菌などの有芽胞菌は抵抗力が強く，性感染症は弱い．

⑤ **免疫**：特定の感染症に対する特異な抵抗力（抗体）をもっている状態をいう．疾病によって免疫がどの程度維持されるかが異なる．一度かかると一生の間免疫を得るもの（終生免疫）に，ジフテリア，しょう紅熱，麻しん，風しん，百日せき，流行性耳下腺炎（おたふくかぜ），水痘などがある．腸チフス，パラチフス，ペスト，コレラなどは数年〜数十年と長く免疫を得る．肺炎菌，ヘルペス，性感染症，寄生虫などはほとんど免疫を獲得しない．

(2) 集団での現象

　個々の疾病の発生が連鎖的につながると，集団としての流行現象が見られる．比較的小さい集団での流行を集団発生という．流行の規模・期間などの発生パターンは，病気の種類やその他の条件で異なる．

　流行が周期的に繰り返される場合がある．麻しん，百日せき，インフルエンザは1〜5年おきに多発していたが，近年が周期が乱れている．季節により一定の消長を示すものを季節変動という．一般に，呼吸器系感染症は冬に，消化器系感染症や蚊によって媒介される疾病は夏に多発する．

　短期間に世界的に流行することを汎流行といい，インフルエンザ，新型コロナウイルスの例がある．比較的狭い地域に常在的に存在する状態を地方流行（風土病）といい，日本住血吸虫（甲府盆地など）の例がある．

　このほかに，その感染症特有の年齢分布を示したりする生物学的現象，住居条件，飲料水，人の密度・生活水準などの社会・経済的条件による特異な分布を示す現象が認められている．

3 病原体のいる所（感染源）

　感染源は，人・動物・土壌に区分される．

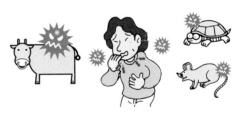

(1) 人

　人からの病原体の排出経路は病原体の種類によってほぼ一定している．消化器系感染症は口から入って尿や糞中に排出される．呼吸器系感染症は鼻から入って，くしゃみ，せき，たんなどの形で鼻・口から排出される．疾病の中には，皮膚から入って尿に出る（ワイル病）といったように特異な経路をとるものもある．

　感染源としての人は，症状を呈している場合（患者），外見上健康者と変わりない場合（保菌者）と，患者の家族，看護者，同席者など関連ある者（接触者）に大別される．

① 　**患者**：大部分の感染症では患者がもっとも強力な感染源である．患者が病原体を排出することによる感染危険期間は病気の種類によって異なる．例えば，麻しんの感染危険期間は9日程度であるが，百日せきでは4〜5週間と長期にわたる．

② 　**保菌者**：保菌者は，発症との関連から，潜伏期保菌者（潜伏期間中に排菌する者），回復期保菌者（症状が消失しても排菌する者，病後保菌者ともいう），健康保菌者（感染しても発症せずに排菌する者）に区分される．感染源としては，健康保菌者が特に問題であり，赤痢，ポリオ，ジフテリア，流行性脳脊髄膜炎など感受性の低いものに多い．

③ 　**接触者**：患者や保菌者との接触によって，病原体を付着して運搬したり，感染していて将来患者になる可能性のある者である．潜伏期間中は患者と同様の扱いを受ける．

表3-5 感染症患者と保菌者の流行に対する意義の比較

	多い疾病	病原体の排出量	行動範囲
患　者	麻しん, 水痘, 結核, 性病	菌の排出量は比較的多い	一般に注意が行われるので, 行動範囲は比較的狭い
保菌者	ジフテリア, 赤痢, 腸チフス, パラチフス, ポリオ, 流行性脳脊髄膜炎	患者よりは排出物, 分泌物が少ない場合が多い. 腸チフス, 赤痢は間欠的に排菌する	大部分は自他ともに保菌者であることを知らないので, 行動範囲は広く, 警戒心がない

(2) 動　物

　動物と人との間に自然に伝播しうる病気を人獣（人畜）共通感染症といい, 今日では, 約200種が知られている. 例えば, 赤痢（サル）, オウム病（オウム, インコ）, サルモネラ症（ネズミ, ミドリガメ）, 狂犬病（イヌ, ブタ）, 日本脳炎（ブタ）, ブルセラ症・炭そ（牛）などがある. 最近は, ペットを介した発生が増加している.

(3) 土　壌

　病原生物にとって土壌は一般的に住み良い環境ではない. 日光, 乾燥, 低・高温, 他の微生物の攻撃など, 生存に適していない. したがって, 限られた病原生物のすみかになり, 真菌（ヒストプラズマなど）や嫌気性菌（ガス壊疽, 破傷風, ボツリヌス）などが生息する.

4 病原体が侵入する経路（感染経路）

　病原体は, おおよそ一定の場所から侵入する. 表3-6に侵入部位と病原体の種類をリストアップした.

(1) 経口感染

　し尿中に排出された病原体が, 食物・水・手などを介して口より侵入して起こる. 食物を介するものは食物系流行とよばれ, 水を介するものは水系流行とよばれる（表3-7）.
　牛乳によるものは, 乳牛が病原体を保有している場合（ブルセラ症, 牛型結核, しょう紅熱など）と牛乳の処理時に人から汚染される場合がある.

(2) 経気道感染

　呼吸器から病原体が侵入するものである. 成人は毎分約6Lの空気を呼吸するので, 空気中の病原体濃度が薄くても感染の危険性は高くなる（図3-7）.

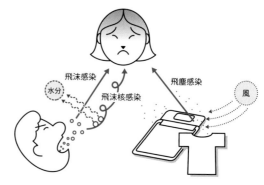

図3-7 呼吸器系の感染

表3-6 感染経路と感染症

侵入門戸	伝播経路	疾病例
口→消化器粘膜	人・動物→媒介物（食物，水，乳）→人	腸チフス，パラチフス，赤痢，コレラ，食中毒，ポリオ，A型・E型肝炎，ジフテリア，クリプトスポリジウム症，ブルセラ症，サルモネラ症，ワイル病，エキノコックス症
気道→呼吸器粘膜	人→人	水痘，麻しん（はしか），風しん，流行性耳下腺炎，インフルエンザ，肺結核，ハンセン病（らい），ジフテリア，しょう紅熱，百日せき，SARS，新型コロナウイルス感染症
	動物→人	オウム病，結核
	土→人	肺真菌症（ヒストプラズマ症）
皮膚	人→人	化膿症，トラホーム，白せん（みずむしなど）
	動物→人	狂犬病，そこう症，破傷風，炭そ
	土・水→人	破傷風，ガス壊疽，ワイル病，こう虫症，住血吸虫症
	媒介昆虫によるもの 　カ　：マラリア，フィラリア症，デング熱，黄熱，日本脳炎 　シラミ：発しんチフス，シラミ型回帰熱 　ノミ　：ペスト，発しん熱 　ダニ　：野兎病，つつが虫，ダニ型回帰熱，クリミア・コンゴ熱 　サシバエ：カラアザール	
	注射によるもの	B型・C型肝炎（血清肝炎），AIDS
泌尿・性器	人→人（性交）	性感染症（梅毒，淋病，B型肝炎，AIDS）
眼	眼→器具・プール→人	流行性角結膜炎，トラホーム
胎盤・産道	母→胎盤 母→産道	梅毒，トキソプラズマ症，風しん，サイトメガロウイルス症，AIDS，B型肝炎

表3-7 水系流行と食物系流行の比較

	水系流行	食物系流行
発生地域	配水地域	食物の供給地域
患者構成	性，年齢分布は一様である	特定の性や年齢に集中する場合がある
季　節	通常季節変動を認めない	夏期に多い（高温・多湿で病原菌の繁殖，媒介昆虫の多発，消化器の抵抗力が弱る）
潜伏期	長い（菌が水で薄められる）	短い（食物中で病原体が増殖する）
致命率	低い	高い
病原体の検出	通常，大腸菌が検出されるが，病原体は検出されない	原因食物より病原体が検出される

(3) 経皮感染

病原体のいる場所に直接接触することによって起きる．皮膚・泌尿・性器などの場所がある．病原体にとって粘膜は侵入しやすく，皮膚に傷があると危険性が高くなる．

(4) 経胎盤感染

妊婦が感染し，胎盤を介して胎児に移行することによって起きる．垂直感染ともいう．

5 病原体に対する抵抗力（感受性）

　病原体が体内に侵入しても感染や発症が起きる場合と起きない場合がある．これは，個人個人の抵抗力が違うことによる．抵抗力には，生まれつきもっている非特異的な抵抗力と，特定の病原体や毒素に対してのみ有効な特異的な抵抗力（免疫）がある（図3-8）．

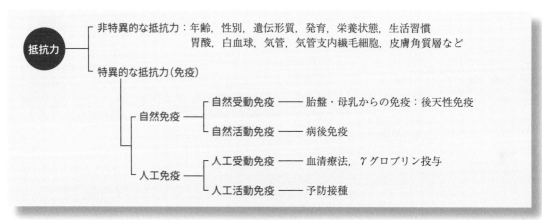

図3-8 抵抗力

① **自然受動免疫**：乳児が3～6ヵ月位まで，麻しん，百日せきにかかりにくいのはこの免疫のためで，母乳栄養児はミルク栄養児に比べて免疫期間が長い．母乳免疫は通常6ヵ月で消失する．

② **自然活動免疫**：病原体に感染することによって生じる免疫であり，感染期間中は常に免疫を生じる．一般に強い免疫が長期間持続するが，一時的なもの（インフルエンザ，赤痢など）や病原体が体内にいるときだけ強く働くもの（梅毒，マラリアなど）もある．不顕性感染でも免疫を獲得するものに，ポリオ，ジフテリア，日本脳炎などがある．

③ **人工受動免疫**：動物に抗原を注射して抗体を産出させて得た免疫血清や，回復期患者の血清，γグロブリンを同種の患者に注射して，病原菌を殺したり毒素を中和する．患者や感染者の治療や予防のために用いられる．

　A型肝炎の流行地に旅行する者に対する予防，妊婦で麻しんに対する抗体のない者に対する予防，ジフテリア，破傷風，ガス壊疽などに感染した者に対する治療などの例がある．

④ **人工活動免疫**：抗原（ワクチン）を人工的に接種して体内で抗体を作らせる．ワクチンの種類を**表3-8**に示す．

　人工受動免疫は注射後すぐに効くが，持続時間が数週間で，一般に免疫力が弱く，血清病を起こすことがある．人工活動免疫は持続時間が長く，強い免疫力が得られるが，効力が現れるまでに2週間かかり，副作用による事故の恐れがある．

表3-8 ワクチンの種類

ワクチン	特　性	例
生	生きた病原体の毒性を弱めたもの．接種後に体内で増殖するため発熱などの軽い症状が出ることがあり，交代獲得に1ヵ月程度必要．	MRワクチン（M：麻しん，R：風しん），水痘（みずぼうそう）ワクチン，BCGワクチン（結核），おたふくかぜワクチン
不活性化 組み換え タンパク	感染力をなくした病原体や病原体を構成するタンパク質の一部．一般に複数回の接種が必要．細菌のもつ毒素を取り出し，その毒性を無毒化して免疫原性だけを残したものをトキソイドといい，予防・治療に用いる．	DPT-IPV：四種混合ワクチン（D：ジフテリア・P：百日せき・T：破傷風・IPV：不活化ポリオ），日本脳炎ワクチン，インフルエンザワクチン，B型肝炎ワクチン トキソイド：破傷風，ジフテリア
遺伝情報 （設計図）	ウイルスを構成するタンパク質の遺伝情報．投与された遺伝情報をもとに，細胞がウイルスのタンパク質を作り，そのタンパク質に対する抗体が作られる．短期間に開発，大量製造が可能．遺伝情報は壊れやすく，保存・運搬に注意が必要．	mRNAワクチン，DNAワクチン，ウイルスベクターワクチンなど．ウイルスベクターワクチンは，遺伝情報を人体細胞に届けるため，体内増殖をできなくしたウイルスを用いる． 新型コロナウイルス感染症．

6 感染症に対する一般的・社会的な予防対策

感染症の予防には，感染源，感染経路，感受性に対して可能な対策をとる．

(1) 感染源対策

感染源のすべてが対象であるが，実際には人に対する対策がもっとも重要である．人に対しては病原体保有者の早期発見，早期治療が有効であり，特に社会的に重大な影響を与える疾病に対しては早期発見・治療の制度が設けられている．

外来感染症対策：国内に常在しない感染症を外来感染症という．この侵入を防止するため，検疫法において感染症法の1類感染症（7種）及び新型インフルエンザ等感染症を隔離・停留等を実施するものと指定し，また鳥インフルエンザ（H5N1・H7N9），中東呼吸器症候群（MERS），デング熱，マラリア，チクングニア熱，ジカウイルス感染症を検査する疾病と定め，全国の主な港・空港で検疫が行われている．また，病原体を媒介する恐れのある動物の輸入に関する措置が設けられており，サルなどに対して輸入禁止や輸入検疫を実施する．

さらに，狂犬病予防法によって，イヌ，ネコ，アライグマなどの動物についても輸入検疫を実施する．

痘そうは，1980年にWHOが絶滅宣言したもので，人類が初めて組織的に対応し消滅させた疾病である．WHOはポリオの撲滅にも成功しつつある．

常在感染症対策：感染症対策の制度は，「感染症の予防及び感染症の患者に対する医療に関する法律」（以下は感染症法）によって整備されている．この法律の基本理念は，集団の感染症予防から一歩進めた，個々の国民の予防と良質かつ適正な医療の積み重ねによる社会全体の感染症の予防という考え方である．行政的対応は「発生後の防疫措置」から「普

段からの感染症の発生・拡大の防止」に重点を移し，①発生動向調査，②基準指針・予防計画の策定，③特定疾患を対象とする指針の策定を三本柱とする事前対応型に転換した．

　感染症法が対象とする感染症は5つのタイプに分けられ，その類型に応じた対応や措置を規定している（表3-9）．また，新型インフルエンザ等感染症，指定感染症，新感染症の規定を設け，追加対応を可能にしている．消毒などの対物措置は必要最小限とし，建物にかかわる措置や交通遮断については極めて限定的である．

　感染症の治療は特殊な病棟を準備するのでなく，一般医療の延長線上で行う．そのため，都道府県などが感染症指定医療機関を指定し，治療に当たる．

　病気で入院が必要であることを理解すれば，自らすすんで治療を受けるであろうという考え方に立って，入院手続きも整備された．すなわち，①患者の意思にもとづく入院を促す入院勧告，②都道府県知事（保健所長）による72時間を限度とする応急入院（文書交付が必要），③入院の延長には協議会の審査が必要，④30日を超える長期入院患者の行政不服審査請求への迅速対応，である．

　感染症に関する情報の収集と公表も行われる．感染症発生情報は医師の届け出によって得られ（表3-10），個人情報を伴う全数把握，個人情報を除外した全数把握，定点における発生動向の把握の区分がある．

表3-9a 感染症法による感染症の類型，特徴・措置等

（感染症の予防及び感染症の患者に対する医療に関する法律；2003 施行）	入院	就業制限	消毒等**
1 類感染症：危険性が極めて高い*感染症．患者・疑似症患者・無症状病原体保有者について入院等の措置を講ずることが必要（原則入院）．建物への立入り制限・禁止可．交通の制限・遮断可．	◎	○	○
2 類感染症：危険性が高い感染症．患者・一部の疑似症患者について入院等の措置を講ずることが必要．	○	○	○
3 類感染症：危険性は高くないが，特定の職業への就業によって感染症の集団発生を起こしうる感染症．		○	○
4 類感染症：動物，飲食物等の物件を介入して人に感染し，国民の健康に影響を与えるおそれがある感染症（人から人への伝染はない）．			○
5 類感染症：国が感染症の発生動向を調査し，その情報を国民や医療関係者に提供・公開することによって，発生・まん延を防止すべき感染症．			
新型インフルエンザ等感染症：新たに人から人に感染することが判った新型インフルエンザ，新型コロナウイルス感染症及びかつて汎流行し，その後長期に流行しなかった厚生労働大臣の定める再興インフルエンザ．感染のおそれのある者に健康状態の報告要請や外出自粛の要請規定がある．			
指定感染症：1～3類に分類されない既知の感染症で，1～3類に準じた対応の必要性が生じた感染症．1年間に限定して指定される．			
新感染症：人から人に伝染する疾病で，既知の感染症と異なり，罹患時の病状が重篤で，まん延により国民の生命・健康に重大な影響を与えるおそれがあるもの．1類感染症と同様の扱いをする．【当初】：都道府県知事が厚生労働大臣の技術的指導・助言を得て個別に応急対応する．【要件指定後】：政令で症状などの要件指定をした後に対応する．			

　＊：危険性の判定は，感染力や重篤性等に基づく総合的な観点による．
　＊＊：消毒等は，消毒，ねずみ族・昆虫等の駆除，汚染された物件の廃棄，動物の輸入禁止・検疫などである．

表3-9b 感染症法による感染症の例

1 類感染症（7 種）：エボラ出血熱，クリミア・コンゴ出血熱，痘そう，南米出血熱，ペスト，マールブルグ病，ラッサ熱
2 類感染症（6 種）：急性灰白髄炎，結核，ジフテリア，重症急性呼吸器症候群（SARS），鳥インフルエンザ（H5N1・H7N9），中東呼吸器症候群（MERS）
3 類感染症（5 種）：コレラ，細菌性赤痢，腸管出血性大腸菌感染症，腸チフス，パラチフス
4 類感染症（11 + 34 種）：E 型肝炎，A 型肝炎，黄熱，Q 熱，狂犬病，炭疽，鳥インフルエンザ（H5N1・H7N9 を除く），ボツリヌス症，マラリア，野兎病，ジカウイルス感染症／ウエストナイル熱，エキノコックス症，オウム病，オムスク出血熱，回帰熱，キャサヌル森林病，コクシジオイデス症，サル痘，ジカウイルス感染症，重症熱性血小板減少症候群，腎症候性出血熱，西部ウマ脳炎，ダニ媒介脳炎，チクングニア熱，つつが虫病，デング熱，東部ウマ脳炎，ニパウイルス感染症，日本紅斑熱，日本脳炎，ハンタウイルス肺症候群，B ウイルス病，鼻疽，ブルセラ症，ベネズエラウマ脳炎，ヘンドラウイルス感染症，発しんチフス，ライム病，リッサウイルス感染症，リフトバレー熱，類鼻疽，レジオネラ症，レプトスピラ症，ロッキー山紅斑熱
5 類感染症（8 + 38 種）：インフルエンザ（鳥・新型インフルエンザ等を除く），ウイルス性肝炎*，クリプトスポリジウム症*，後天性免疫不全症候群（AIDS）*，性器クラミジア感染症，梅毒*，麻しん*，メチシリン耐性黄色ブドウ球菌感染症（MRSA），／アメーバ赤痢*，RS ウイルス感染症，咽頭結膜熱，A 群溶血性レンサ球菌咽頭炎，カルバペネム耐性腸内細菌科細菌感染症*，感染性胃腸炎，急性出血性結膜炎，急性脳炎*，クラミジア肺炎，クロイツフェルト・ヤコブ病*，劇症型溶血性レンサ球菌感染症*，細菌性髄膜炎，ジアルジア症*，侵襲性インフルエンザ菌感染症*，侵襲性髄膜炎*，侵襲性肺炎球菌感染症*，水痘*，性器ヘルペスウイルス感染症，尖圭コンジローマ，先天性風しん症候群*，手足口病，伝染性紅斑，突発性発しん，播種性クリプトコックス症*，破傷風*，バンコマイシン耐性黄色ブドウ球菌感染症*，バンコマイシン耐性腸球菌感染症*，百日咳，風しん*，ペニシリン耐性肺炎球菌感染症，ヘルパンギーナ，マイコプラズマ肺炎，無菌性髄膜炎，薬剤耐性アシネトバクター感染症*，薬剤耐性緑膿菌感染症，流行性角結膜炎，流行性耳下腺炎，淋菌感染症
新型インフルエンザ等感染症：新型インフルエンザ，再興型インフルエンザ，新型コロナウイルス感染症，再興型コロナウイルス感染症
指定感染症及び新感染症：なし
検疫法：1 類感染症，鳥インフルエンザ（H5N1・H7N9），中東呼吸器症候群（MERS），デング熱，マラリア，チクングニア熱，ジカウイルス感染症，新型インフルエンザ等感染症

注 1　疾病数は，法律記載のもの＋政令省令指定のもの，5 類感染症の＊印は全数把握対象疾患．
注 2　新型コロナウイルス感染症は，2023 年春以降に「2 類相当」から「5 類」に移行される予定となっている．

表3-10 感染症情報の収集－全数把握（医師からの届出）

感染症法：保健所長を経由して都道府県知事に届ける		
1，2，3，4 類感染症．新型インフルエンザ等感染症	患者の氏名，年齢，性別などを，直ちに	患者，（疑似症患者）および無症状病原体保有者を，届け出る． なお，獣医師も感染した動物（政令で規定）を診断したときは所有者氏名等を届け出る．
5 類感染症	患者の年齢，性別など（個人情報を除く）を，7 日以内に（全数），次の月曜日または翌月初日に（定点）	患者および厚生労働省令で定める感染症の無症状病原体保有者を届け出る．但し，定点は指定届出機関のみ．
その他の法律：保健所長に届ける		
食品衛生法	直ちに	食中毒（含容疑）

（2）感染経路対策

感染経路対策では，水，器物，汚物などに対する消毒が重要である．消毒・殺菌は病原微生物や食中毒菌の増殖力を弱めて感染力を小さくすることで，滅菌はすべての微生物を殺すことをいう．主な消毒・滅菌法を**表3-11**に示す．

表3-11 主な消毒（滅菌）法

	区　分	用　途	効　果	備　考
化学的	石灰乳，クレゾール（3%）	ほとんどの物件（飲食物・食器には不適）	芽胞，ウイルスに無効	副作用が強い，クレゾール石けんは手指の消毒に利用
	ハロゲン誘導体	井戸，水槽，汚水，し尿	結核菌に無効	①有機物が多いと効力は減退 ②熱と光に不安定
	逆性石けん（0.01〜0.1%）	手指，ガラス器具，金属器具（食器に使用しない）	結核菌，ウイルスに無効	①石けん，洗剤と混用すると効果は低下 ②有機物多い場合不適
	アルコール	手指，皮膚，器具類	芽胞に無効	エチルアルコール70%，プロピルアルコール50%
	ホルマリン	衣服，寝具，ガラス器	すべての微生物に有効	①皮膚，粘膜を刺激する ②タンパク質含有の多いもの不適
	ホルムアルデヒドガス	船舶，建物，電車，図書	〃	粘膜刺激臭，水蒸気と共に使用
	エチレンオキサイドガス	船舶，建物，電車，図書，医療用品	〃	無臭，ホルムアルデヒドガスより殺菌効果大
理学的	熱	火焔滅菌（直火），乾熱滅菌（180℃，30分），煮沸消毒（100℃，15分），間欠滅菌（100℃，30分蒸気，24時間ごと3回），加圧滅菌（121℃，20分水蒸気）など		
	紫外線	室内，空気，乗物，衣類，寝具	ほとんどの微生物に有効	①表面，空中の菌に有効 ② 2600 Åの波長で30分〜数時間
	ろ過法	空調，溶液	ウイルスに無効	ミリポールフィルターなど

経口感染対策：① 食物：調理による食物汚染を防止するため，手指，調理器具の清潔保持に努める．また，新鮮な材料を用いるとともに食物に火を通すことを原則とし，早めに食べる．冷所保存（5℃以下）して病原体の増殖を防ぐが，冷蔵庫を過信してはならない．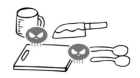

② 衛生動物駆除：病原体を運ぶハエ，ゴキブリ，ネズミなどの駆除

③ 水：上下水道の整備，水源汚染の防止，水処理の適正化，煮沸使用が基本的な対策である．井戸水を用いる場合には深井戸にしたり，トイレ，排水路から遠い所に設置するなどの注意を払う．また，塩素消毒をする．

④ 牛乳：牛の健康状態に留意し，取り扱う手指を清潔に保つ．市販乳の殺菌には，60℃30分の低温殺菌と130℃数秒の高温殺菌が用いられる．これらの殺菌条件は，

味，栄養素，酵素の活性などに配慮して決められている.

⑤ 調理従事者：衛生教育を行うとともに，保菌者であるかどうかの検査を受ける.

経気道感染対策：空気中の病原体の濃度を減少させるために換気したり，紫外線や薬剤による消毒をする．また，こまめに掃除しほこりをなくす．流行時に人込みの中に入らないこと，うがいの励行，手洗いは個人が行う有効な予防法である．集団としては，集会の禁止，学校閉鎖などの措置がとられる．なお，マスクは正しく使用すれば，せき，くしゃみなどによる飛沫の飛散・吸い込みを防ぐ効果があり，感染防止に役立つ（かぜ・インフルエンザは飛沫感染する）.

経皮感染対策：皮膚から浸入するワイル病，住血吸虫などにはゴム手袋や長ぐつの着用が，破傷風，ガス壊疽などでは傷口の消毒が有効である.

節足動物が媒介する感染症で，現在わが国で発生している疾病に，日本脳炎，つつが虫病などがある．この予防は，動物の駆除とその動物の生息する環境の改善である．駆除方法には，物理的な方法（蚊に対するライトトラップ），生物学的な方法（ボウフラに対するタップミノー），化学的な方法（蚊，ハエ，ダニに対する殺虫剤）がある．DDT，BHCなどの殺虫剤は害虫駆除に大きな効果をあげてきたが，薬剤耐性昆虫の出現や環境生態系への影響などの問題を引き起こした.

注射による感染は，B型・C型肝炎ウイルスの早期発見や使い捨て注射器の使用によって予防効果をあげている．また，血液製剤による感染を防ぐため，各種検査後の血液を用いるようになった.

泌尿・性器感染対策：性行為に伴って感染する疾病を性感染症（STD）**（付表3-6）**という．STDは経路が単純で感染源が特定しやすいため，予防が簡単なはずである．しかし，性行為によることが感染源の追跡を困難にしてきた．STDは病気であり，偏見なく治療や予防に心がけたい．予防対策は，衛生教育，患者の早期発見・早期治療である.

経胎感染対策：妊婦の血液検査の普及により，梅毒・風しん・B型・C型肝炎などの早期発見が容易になった.

(3) 感受性対策

感受性対策には，非特異的抵抗力に関するものと特定の疾病に対するものに大別される.

① **非特異的抵抗力**：日頃の適度の休養，適切な栄養，心身の鍛錬，生活環境の改善，正しい生活習慣などが抵抗力を高める.

② **化学予防**：薬剤を用いて感染や発病を予防しようどする方法で，マラリア流行地への旅行者に対するクロロキン予防薬の投与はその例である.

③ **予防接種**：予防接種法により，市町村長らの責任で実施することが定められている．対象者は接種を受けるよう努めることとされている．予防接種法にもとづく接種には定期と臨時があり，定期にはA類疾病（社会防衛）とB類疾病（個人防衛）

がある．A 類の疾病と接種時期を**図 3-9** に示す．B 類疾病は高齢者に対するインフルエンザ，肺炎球菌が指定されている．

④ 定期予防接種以外にも，流行性耳下腺炎（おたふくかぜ），ロタウイルス，黄熱（生ワクチン），狂犬病，A 型肝炎，B 型肝炎，髄膜炎菌（不活化ワクチン・トキソイド）などが予防接種可能である．

⑤ 予防接種による副作用・事故が起きる可能性があるため，予防接種による健康被害の救済措置が予防接種法で規定されている．

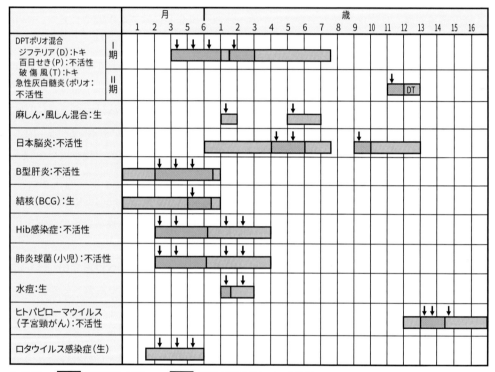

↓ 接種　■ 標準的な年齢　■ 接種が定められている年齢

注：生：生ワクチン，不活性：不活性化ワクチン，トキ：トキソイド

図3-9 A 類の予防接種の種類と接種時期（概略）

4 ▷ いくつかの病気の発生メカニズムと対策

1 かぜとインフルエンザ

「かぜ」は，我々の生活の中で日常的に発生する．しかし，「かぜ」という病気はなく，発熱（37.5 ℃），鼻やのどの炎症，痛み（関節痛など）がある症状を「かぜ症候群」と一括してよんでいる．「かぜ」を引き起こすウイルスは約 200 種類ある．「かぜ」は一般的に

症状が軽く，経過・予後ともに良好で，1週間ほどで治る．一方，インフルエンザは寒気・倦怠感・頭痛・全身の痛みで始まり，「かぜ」に比べて熱も高く（39〜40℃），持続する．全身症状は「かぜ」に比べて重く，食欲減退，吐き気，下痢などが起きることもある．初期症状のみで「かぜ」とインフルエンザを区別することは非常に難しい．

「かぜ」は冬期に多発する．寒さ，乾燥，栄養の低下などは不要物・有害物を排出する鼻・気管の繊毛の動きを鈍くするため，ウイルスに侵入されやすくなる．侵入したウイルスが繊毛細胞を破壊すると菌を排出する力が損なわれ，さらに細菌に感染しやすくなる．そのため，「かぜ」は万病のもとともいわれる．

「かぜ」は飛沫感染が主体であるが，「かぜ」をひいている人がウイルスのついた手でドアのノブをつかみ，他の人がそのノブに触れた手で鼻をこすって感染するといった経路もある．したがって，呼吸器感染症といえども手洗いは有効な予防法である．

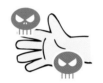

子供たちは一般に「かぜ」をひきやすい．これは，「かぜ」の感染が免疫力や生活方法に大きく左右されるためで，免疫力の弱い乳幼児，老人，妊婦などは特に注意を要する．インフルエンザは伝染力が強く，ときに世界的に流行し，多くの死者を出すことがある．流行するウイルスの種類が合えば予防接種は非常に有効である．特に老人は予防接種を受けることが望まれる．

2 結 核

結核は，1950年までは死因順位の第1位を占め，国民病といわれてきた．その後の集団検診，BCG接種などの結核予防対策の実施，医療の進歩・食生活の改善・生活水準の向上によって，急速に減少した（図3-11，p.41）．しかし，新規登録患者数は年間約1.3万人と多く，罹患率も高い．また，年齢が高くなるほど罹患率が高くなる傾向がある．わが国の結核による罹患率・死亡率は欧米諸国に比べてなお高いため，予防努力が必要である．

感染源は菌陽性肺結核患者である．感染経路は呼吸器で，患者のたんやつばによる飛沫感染がもっとも多い．

わが国の結核対策は感染症法にもとづき，健康診断，予防接種，患者管理，結核医療の一貫した対策が体系づけられている．感染源対策は，患者の早期発見とその治療による．事業場，学校などの施設長や市町村長は定期健康診断を行い，患者の発見に努めている．

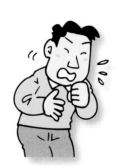

発見された患者は登録され，指導・検診などが行われるとともに，公費負担（保険優先）による治療の途を開いている．さらに感染経路遮断のため，必要に応じ，入院勧告，公衆に接する業務への就業禁止などの措置がとられる．

3 エイズ（AIDS；後天性免疫不全症候群）

　わが国でのエイズ（AIDS）患者は 1983 年に初めて発見された．この初期の発症者の多く
が血液・血液製剤の投与によるものであり，患者に対する社会的差別が見られたことから大
きな社会的関心が寄せられた．エイズを根本的に治療することはまだできないので，予防が
唯一の対応法である．わが国のエイズウイルス（HIV）感染者累計数は 22,489 人，AIDS 患
者総数は 9,991 人（2020 年），累積死亡数は 1,762 人である．感染者・新患者数は増加してき
た（図 3-10）．性的接触による感染が多いが，男性では特に同性間の性的接触が多い．

　世界の HIV 感染者・エイズ患者は約 3,760 万人（2020 年）で，新規 HIV 感染者数は 150 万人，
死亡者数は年間 69 万人とされる．

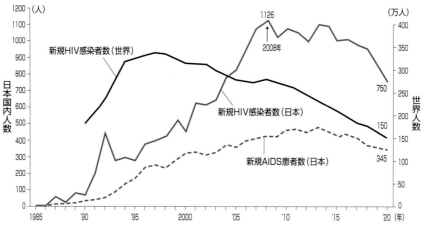

注：報告数は凝固因子製剤による HIV 感染を含まない．　　　　（資料：厚生労働省・エイズ動向委員会報告より）
（a）日本の HIV 新感染者数・エイズ新患者数と世界の総数（現在数）

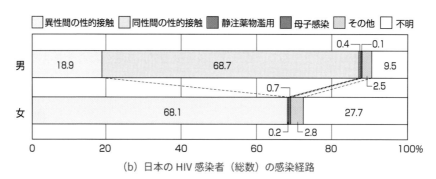

（b）日本の HIV 感染者（総数）の感染経路

　HIV（ヒト免疫不全ウイルス：エイズウイルス）に感染してもすぐに症状は現れない．しかし，感染
後 6 ～ 8 週後にできる抗体の有無によって感染しているかどうかを知ることができる．感染約 10 年後
にカリニ肺炎やカポジ肉腫などの特定の疾患を発症するとエイズと診断される．したがって，感染者数
と患者数にずれを生じる．

図3-10 新規 HIV 感染者と新規 AIDS 患者の推移（a）と累積感染者の感染経路（b）（2020）

5 ▷ 主な感染症の特徴と発生動向

1 主な感染症の特徴

　主な感染症の特徴を付表3に示す．こうした特徴の把握は長年の研究の成果であり，治療や予防に役立つ．病気に関する情報はいわば人類の財産である．

2 主な感染症の発生動向

　感染症の発生動向は医師・病院による届け出や感染症流行予測調査によって明らかとなる．全数把握対象は1〜4類感染症，新型インフルエンザ感染症および5類の24疾患が，また5類感染症には定点把握対象（25疾患）がある．

　感染症は戦後急速に減少した（図3-11）．近年はエイズ，重症急性呼吸器症候群（SARS），メチシリン耐性黄色ブドウ球菌感染症（MRSA），新型・鳥インフルエンザ，新型コロナウイルスなどが話題となり，これまで知られていなかった疾病の流行や既知ではあるが再び姿を現わした再興感染症が危惧されている．

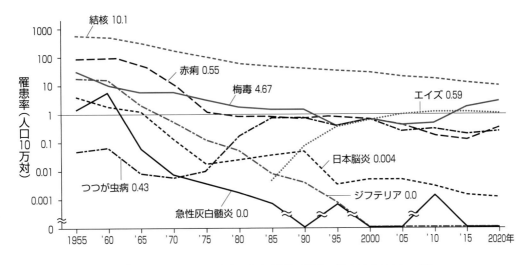

図3-11 主な感染症の罹患率の経年推移（図内の数字は2020年の値）

第3章

疾病の原因を探る

6 ▷ 主な非感染症（生活習慣病）の動向と予防

　死亡の原因が感染症でないケースが増えてきた（図2-7，2-8，p. 15）．特に悪性新生物・心疾患・肺炎・脳血管疾患の4疾患の合計は全死亡の約6割を占め，老衰による死亡も増加している．受療率は，外来では消化器，循環器，筋骨格系の疾患が多く，保健サービスが増加している．入院では，精神・行動の障害，循環器系，新生物が多い（図3-12）．

　がん・心臓病・脳卒中・糖尿病などは成人後に発症するケースが多く，これまで二次予防（早期発見・早期治療）で対応してきた　しかし，発生の芽は若いときからの生活習慣にあること，一度かかると治癒が困難であることから，第一次予防がもっとも有効な方法と考えらえる．そこで，ライフスタイルに関係する疾患として，生活習慣病と名付けられた．

　生活習慣病は病因を特定しにくい．そこで，疾病に関連する要因をリスク・ファクターとよび，そのリスク・ファクターをコントロールすることで疾病の発生を防止する．表3-12に主なリスク・ファクターを示す．

表3-12 主な生活習慣病のリスク・ファクター

分類	疾病	宿主要因	生活習慣	環境要因
循環器系疾患	脳卒中（脳出血，脳梗塞）	家族歴，高血圧（脂質異常症），男性，動脈硬化，肥満	飲酒，動物性タンパク摂取不足	冬期の寒冷，寒冷な住居，過重労働，徹夜労働
	心臓病（虚血性心疾患）	高血圧・糖尿病・脂質異常症，肥満	喫煙，ストレス，運動不足	管理的職業，知的職業
	高血圧症	家族歴，年齢	食塩過剰摂取，ストレス	寒冷，過重労働
	動脈硬化症	家族歴，年齢，脂質異常症，糖尿病，肥満	多脂肪食，喫煙，ストレス，運動不足	
がん	胃がん	胃疾患，家族歴	不規則な食生活，喫煙，塩分	細菌（ヘリコバクター・ピロリ），飲食物の高硝酸塩
	肺がん	男性	喫煙	大気汚染，放射性物質，アスベスト
	子宮がん	家族歴，肥満	高カロリー食，高脂肪食，若い初潮年齢，遅い閉経年齢，無・少妊娠数，高年齢初出産	ウイルス
	乳がん	未婚，家族歴	多脂肪食，無授乳	
	肝がん	肝炎，年齢		ウイルス
	大腸がん	大腸ポリープ，潰瘍性大腸炎，家族歴	動物性脂肪やタンパク質の取り過ぎ	
その他	糖尿病	遺伝，肥満	多脂肪食，多ショ糖食，ストレス，運動不足	ウイルス
	肝硬変	肝炎	多アルコール摂取	ウイルス

注：脂質異常症＝高脂血症

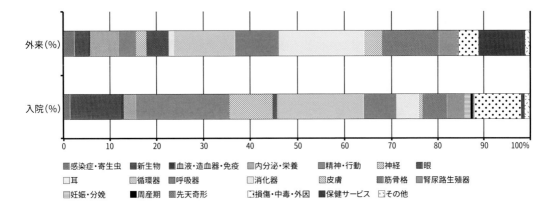

■感染症・寄生虫	▨新生物	▪血液・造血器・免疫	▨内分泌・栄養	▨精神・行動	▨神経	■眼
▨耳	▨循環器	▪呼吸器	▨消化器	▨皮膚	▨筋骨格	▨腎尿路生殖器
▨妊娠・分娩	■周産期	▨先天奇形	▨損傷・中毒・外因	▨保健サービス	▨その他

図3-12 受療率の傷病別分類（2020）

1 悪性新生物

(1) メカニズム

　体の臓器の形と機能は，一定の統制下に置かれた細胞によって保たれている．その統制が失われ，勝手に増殖しだしたものを腫瘍という．腫瘍には良性と悪性があり，良性は正常細胞との境界が明瞭で転移しない．しかし，悪性は周りの細胞のすきまをぬって広がり，その境界は不鮮明で，転移する．悪性腫瘍を悪性新生物（がん）という（**図3-13**）．

　がんはもともと自分の細胞であるため免疫機構が働きにくく，がん細胞を殺そうとすると正常細胞にも影響が及ぶので治療が困難である．

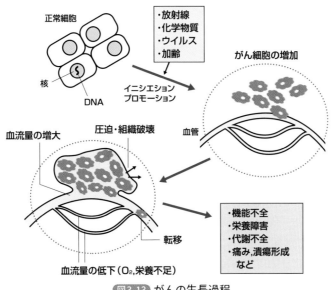

図3-13 がんの生長過程

(2) 現　状

　わが国の悪性新生物は1981年以来死亡順位の第1位を占め，総死亡の約30%を占める．しかし，年齢調整死亡率は，男女共に低下傾向を示している（図3-14）．部位別の割合では胃・子宮の減少傾向と乳房・膵すいの増加傾向が認められる．

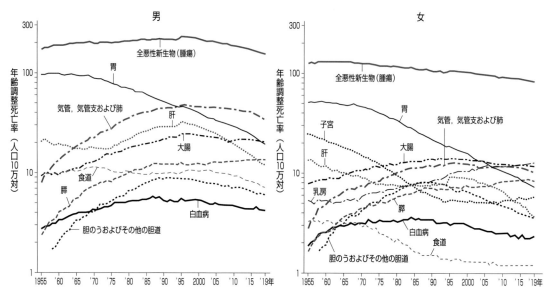

年齢調整死亡率の基準人口は「昭和60年モデル人口」である．
大腸は，結腸と直腸S状結腸移行部及び直腸を示す．ただし，昭和40年までは直腸肛門部を含む．
結腸は，大腸の再掲である．肝は，肝および肝内胆管を示す．

図3-14 部位別にみた悪性新生物の年齢調整死亡率の年次推移
（資料：厚生省「人口動態統計より」）

　わが国のがんの年齢調整死亡率は，欧米に比してやや低い（付表2）．しかし，部位別では胃が高く，肺・乳房が低い．部位別がんの発生パターンはだんだん欧米に近づいてきており，がんの発生に生活方法が深くかかわっていることを示す．

(3) 予　防

　日本人のがん発生要因の約半分が科学的に明らかにされており，感染性要因，喫煙が最も大きく寄与し，飲酒がこれに次ぐ（図3-15）．主な感染性要因は，C型肝炎ウイルスとピロリ菌である．

　タバコは「百害あって一利なし」とも「緩慢な自殺行為」ともいわれる．日本の喫煙率は男27.1%，女7.6%（国民健康・栄養調査；2019年）で，男女共にやや減少傾向を示している．タバコとがんとの因果関係は認められており，肺がんのみならず，喉頭がん，食道がん，脳卒中，心疾患，慢性閉塞性肺

疾患（COPD）などの要因でもある．副流煙中には主流煙より多い有害物質を含み，その影響はタバコを吸う人以外にも及ぶ（受動喫煙者）．例えば，妻が肺がんになる危険度は，夫が非喫煙者である場合を 1.0 とすると，20 本未満／日の喫煙者では 1.6, それ以上だと 2.0 となる．図3-15 中で食事要因の寄与が小さいのは，日本人の健全な食生活の反映であろう．

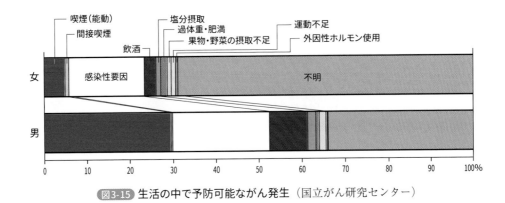

（図3-15）生活の中で予防可能ながん発生（国立がん研究センター）

魚・肉などの焦げた部分には発がん性物質が作られる．塩や脂肪の過剰摂取はがんの原因になる．その一方で，野菜，果物，海草類，緑茶，魚，牛乳などの食品には発がん抑制物質が含まれている．

　日常生活の中でがんの原因をなくしていくための，科学的根拠に基づいた指針が示されている（表 3-13）．一見平凡な対策であるが，疫学や実験的根拠にもとづいて作られたものである．

（表3-13）日本人のためのがん予防法

喫　煙	たばこを吸う人は禁煙．吸わない人も，他人のたばこの煙を可能な限り避ける．
飲　酒	適度な飲酒．具体的には，日本酒なら1日1合，ビールで大瓶1本程度以内．飲まない人・飲めない人に無理に飲ませない．
食　事	偏らずバランスよくとる．特定の食品，栄養素ががん予防に有効であるとの証拠はない．塩蔵食品・塩分の摂取は最小限に．食塩は1日男性9ｇ，女性7.5ｇを目標に，塩からや練りうになどの高塩分食品は，週に1回以内． 野菜・果物は1日400グラム．例えば，野菜は毎食，果物は毎日． 熱い飲食物は冷ましてから．
身体活動	日常生活を活動的にこなす．定期的な運動の継続．例えば，ほぼ毎日合計60分程度の歩行などの適度な運動，週に1回程度は汗をかくような活発な運動．
体　形	成人期での体重を適正な範囲に維持（太り過ぎない，痩せ過ぎない）．具体的には，中高年のBMIで男性21〜27，女性19〜25．
感　染	肝炎ウイルス感染の有無を知り（検査），その治療（感染者）や予防（未感染者）の措置をとる．

（出典：国立がんセンターがん予防・検診研究センター（2005）より）

第3章
疾病の原因を探る

2 循環器系疾患（心疾患・脳血管疾患）

（1）メカニズム

心疾患と脳血管疾患はいずれも循環器系の障害であり，共通する部分が多い．循環器障害の大きな要因は高血圧と動脈硬化である．

心臓は循環ポンプの役目をしている．心臓が血液を送り出すときの圧力を最大血圧，血液を受け入れるときの圧力を最小血圧という．高血圧は表3-14によって定義される．高血圧による明らかな自覚症状はでにくい．中高年者の高血圧の70％は原因が不明（本態性高血圧）である．

表3-14 成人における血圧値の分類

	診察室血圧（mmHg）		家庭内血圧（mmHg）	
	収縮期血圧 （最高血圧）	拡張期血圧 （最低血圧）	収縮期血圧 （最高血圧）	拡張期血圧 （最低血圧）
正常血圧	<120　　かつ	<80	<115　　かつ	<75
正常高値血圧	120-129　かつ	<80	115-124　かつ	<75
高値血圧	130-139 かつ／または	80-89	125-134 かつ／または	75-84
Ⅰ度高血圧	140-159 かつ／または	90-99	135-144 かつ／または	85-89
Ⅱ度高血圧	160-179 かつ／または	100-109	145-159 かつ／または	90-99
Ⅲ度高血圧	≧180 かつ／または	≧110	≧160 かつ／または	≧100
（孤立性）収縮 期高血圧	≧140　　かつ	<90	≧135　　かつ	<85

「かつ」：両方を満足する．「または」：いずれかを満足する． 　　　　　（資料：日本高血圧学会 2019 より）

図3-16に示す経過によって動脈硬化や高血圧などが起こり，血管が狭くなったり，つまったり，破れたりすると，酸素や栄養が不足して細胞が死んだり，活動が弱まったり，あるいは臓器が圧迫されて，本来の機能を果たせなくなる．

狭心症は，心臓の冠状動脈（心臓を動かす筋肉に酸素や栄養を補給する血管）が非常に狭くなっているとき，急に激しい運動をしたり，強いストレスがかかると，心筋は一時的な酸素・栄養不足となり，前胸部に痛みや圧迫感を生じるものである．安静やニトログリセリンが有効で，痛みの持続時間は数分から15分程度である．心筋梗塞は，血管がつまり，その先の心筋の動きが悪くなり，ついに壊死するものである．激しい痛みや不安感，重症感を伴い，15分以上続く．

脳血管に狭窄や塞栓が起きることを脳梗塞という．徐々に血流が途絶える脳血栓は，主に高齢者に起こり，知覚障害，運動障害，意識障害などが徐々に進行する．血液の塊がつまる脳塞栓は，突然の半身麻ひや痙れんによって始まることが多い．

脳出血によって脳内圧力が高くなったり，脳が圧迫されたり，酸素や栄養が行き渡らなくなったりすると，脳細胞の死を招く．多くの場合，脳出血は突然に意識を失い，深い昏睡や半身麻ひを起こす．また，脳のくも膜と脳軟膜の間の細い血管が破れることをくも膜

下出血という．この血管に動脈瘤や動脈硬化があると破れやすく，突然の激しい頭痛，一時的な意識消失，昏睡状態が特徴である．

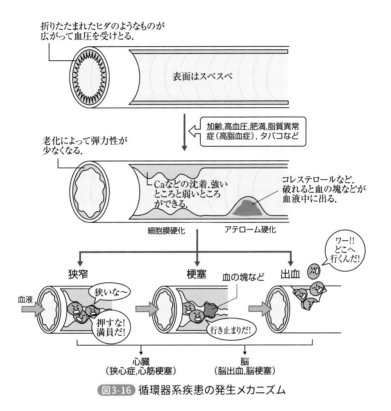

図3-16 循環器系疾患の発生メカニズム

（2）現 状

心疾患による死亡は，全死亡の約15％を占め，死因順位第2位である（2021年）．日本の心疾患による死亡率は増加傾向にあるが（図3-17）年齢調整死亡率は低下傾向にある．欧米諸国と比較して日本人男子の心疾患の死亡率は低い（付表2）．欧米諸国では死因の第1位は心疾患であり，特に虚血性心疾患が多い．

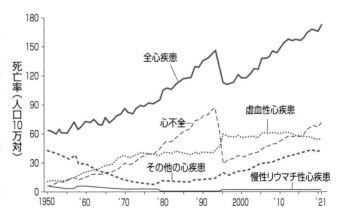

図3-17 心疾患の死亡率の年次推移

（資料：厚生労働省「人口動態統計より」）

わが国の脳血管疾患による死亡は全死亡の約7.3%を占め死因順位第4位（2021年）である。死亡率は全体的に低下傾向にあるが（図3-18），くも膜下出血は近年横ばい傾向にある。年齢調整死亡率は男女共に減少傾向にある。日本の脳血管疾患の年齢調整死亡率は欧米とほぼ同じレベルになりつつある（付表2）。

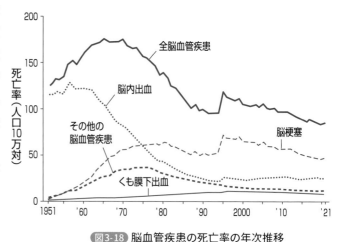

図3-18 脳血管疾患の死亡率の年次推移

全脳血管疾患は，脳内出血と脳梗塞とその他の脳血管疾患の合計である。くも膜下出血は，その他の脳血管疾患の再掲である。
（資料：厚生省「人口動態統計より」）

（3）予　防

循環系の病気を防ぐため，日常生活において注意すべき点は以下のようである。

❶　規則正しい生活 — 過労が続くと血圧は上昇し，脳卒中，心臓病の引き金になる。徹夜，深夜勤務などの疲れが翌日にする。

❷　精神の安定 — ストレスを解消するために，趣味や興味の世界を広げる。あたたかい人間関係を，生きる喜びを持つことなどにこころがける。

❸　適度な運動 — 適度な運動は精神の緊張をほぐし，血行を良くする効果がある。毎日うっすらと汗をかく程度の運動をするとよい。

❹　寒冷対策 — 急激な気温の低下は血圧の上昇をきたし，ときに脳出血の発作を起こす。脱衣所やトイレを暖かくして，寒さを防ぐ。

❺　肥満 — 肥満体の人はやせ型の人と比較して高血圧者が多く見られ種々の疾病の要因になる。適度な運動と食事面に配慮し，適正な体重を保つようにする。

❻　バランスのよい食生活 — 6つの基礎食品を毎日まんべんなくとり，バランスのよい食生活にこころがける。

❼　減塩食 — 塩分は高血圧や胃がんの原因である。食塩の摂取は1日10g以下，化学調味料は少なめにする。特に小さいときからうす味になれる食習慣をつける。

❽　便通を整える — 便秘は血圧の高い人にとっては大敵である。野菜や果物などの繊維の多いものをとり，1日1回スムーズで規則正しい排便を習慣づける。

❾　定期的な健康診断 — 自分の健康は自分で守るという自覚をもって健康診断を定期的に受け，早期発見に努める。

3 肺 炎

(1) メカニズム

　肺炎は病原体（細菌，ウイルス，マイコプラズマ等）を飛沫感染，接触感染により吸引することによって起こる．感染すると肺胞や間質（支持組織）に炎症を引き起こし，肺のガス交換能を低下させる．かぜなどによる気管支等の排菌機能や免疫力の低下に伴って感染しやすい．感染すると，発熱，倦怠感，食欲不振，痰，咳，胸痛，呼吸困難の症状を呈す．

　背景からは，市中肺炎，院内肺炎（入院中の患者が病院内で感染）の区分がある．飲み込み機能が低下することで，口内の細菌や食物が気管や肺に入り感染する誤嚥性肺炎を生じることもある．

(2) 現 状

　肺炎による死亡の98％以上が65歳以上の老人である（2020）．人口の老齢化に伴って，死亡順位は第5位となった．

(3) 予 防

　体力・免疫力の保持，肺炎球菌ワクチン，口内清掃（歯磨きなど），手洗い等が対策である．軽度のものは安静にすれば回復するが，治療には抗菌剤（抗生物質）の投与，対症療法がある．

4 糖尿病

(1) メカニズム

　糖尿病にはインスリン依存型（Ⅰ型）と非依存型（Ⅱ型）があり（**図 3-19**），日本ではインスリン非依存型がほとんどである．

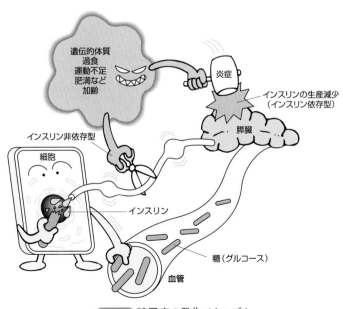

図3-19 糖尿病の発生メカニズム

糖尿病の初期には自覚症状が少なく，健康診査（ヘモグロビン A$_{1c}$，尿糖）で発見されることが多い．高血糖状態では血管内に不要物質がたまり，血管壁が硬く，もろくなる．そのため，毛細血管が集中する眼や腎臓は特にダメージを受けやすい．また，両下肢神経痛，知覚障害，自律神経障害の神経障害に加えて細菌に対する抵抗力の低下をきたす．

(2) 現 状

わが国の糖尿病による死亡は近年減少ぎみであるが，全死亡の約 1 ％で，死因順位は高くない（2020 年）．糖尿病は，脳卒中や虚血性心疾患などの危険因子でもあり，高年齢者に多発する．

(3) 予 防

糖尿病は遺伝的な素質の影響が大きく，親族に糖尿病患者がいる場合は特に注意する必要がある．また，肥満，過食過飲，運動不足，ストレスなどを避け，定期的に健康診断を受ける．早く発見し正しく治療すれば合併症を予防でき，健康人と同じように活動できる．

7 ▷ 精神保健

1 心も病気になる

体と同様に，心（精神）もまた病気になる．体が健康から病気への連続性があるように心にも連続性がある（図 3-20）.

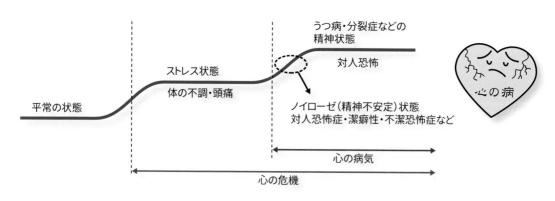

図3-20 心の病の連続性

失恋して気分が落ち込み，「ふだん好きなことが楽しいと感じなくなる，集中できなくなる，だるさを感じる，ずっと寝ている，食べ過ぎたりする」などは，ふだんの生活でも起こりうる．こうした症状はうつ病の症状の一部である．普通は時間の経過とともにこの状態から立ち直り，また元気が出てくる．しかし，こうした心の状態が長く続き，身体的・

行動的に異常が見られると病気とみなされる．体の病気が社会全体の問題であったように，精神障害も社会的に取り組むべき課題である．

2 心の解剖学

人には何かをしたいという欲求があり，欲求を満たすために行動する．しかし，さまざまな障害が立ちはだかって，欲求が実現できないことがある（欲求不満）．また，相入れない欲求が同時に存在し，ぶつかることがある（葛藤）．欲求不満や葛藤の全くない人生はありえず，こうした刺激は人格を作っていく上で必要でもある．

欲求不満や葛藤に対し，心にはさまざまな不快な感情が生まれる．こうした感情を静め，心の平安を保つために，いろいろな形での処理がなされる．この対応を適応機制という（図3-21）．

●欲求

●充足行動：この過程で状況分析，相手，対象との関係，将来の見通しが行われる．

●障害＝物理（時間，距離），社会（法律，伝統，慣習，評判），個人（能力，容姿，思想，義理，見栄），
　　　　経済（金，物）など

●葛藤＝接近－接近：両方ほしい，回避－回避：どちらもいや，接近－回避：ほしいけれどいやなことがある．

●耐性（欲求不満に耐えられる個人の能力）

●適応機制

・合理的機制 → 目標達成：自己評価行動（満足感）

・代償機制（要求水準の変更：別の目標）→ 補償（違う能力を発揮），昇華（別方向に）

・防衛機制 → 同一化（虎の威を借る狐），合理化（失敗は自分の意志），投射（責任転嫁）

・逃避機制 → 抑圧（がまん），退行（沈黙，幼児化，空想世界）

・攻撃機制 → 非合法な行動で要求を満たす．

●適応障害（欲求の充足がないことが繰り返されると病的不安や深刻な悩みを生む）

一時的適応障害 →［青少年に多い：反抗・暴力，孤立・自閉，身体症状］

図3-21 適応機制と適応障害

自分を守ろうとする適応機制が働き，努力の結果，うまく適応できたり，予期される破局から逃れる．健康な人は，一時的に防衛・逃避・攻撃機制をとることはあっても，多くは合理的に問題を解決して，現実との調和を図る．しかし，心の弱い者は，異常な機制を強く現し，行動異常や身体症状を引き起こすことがある．

3 精神障害の原因と現れ方

　精神機能は知覚・感情・意欲・知能などから構成され，これらが調和して機能することによって円滑な精神活動が行われる．精神障害は，これらの構成要素に異常が生じて起きる．その要因は，内因，外因，心因に分けられる（図3-22）．

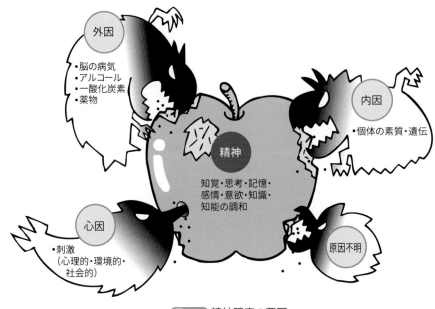

外因
・脳の病気
・アルコール
・一酸化炭素
・薬物

内因
・個体の素質・遺伝

精神
知覚・思考・記憶・
感情・意欲・知識・
知能の調和

心因
・刺激
（心理的・環境的・
社会的）

原因不明

図3-22 精神障害の要因

　精神症状の現れ方は，表3-15 に示すようである．実際の疾病では，こうした症状が高いレベルで複合して起きる．

4 ライフステージにおいて起こりやすい精神障害

(1) 乳幼児・児童期

　子どもはかなりの可塑性と強靭性をもっているから，多くの子どもは悪条件や問題を克服してゆく．しかし，好ましくない環境下に長期間さらされると，歪みや遅れが生じ，問題行動につながる．夜尿症，吃音，異食症，不安障害，チック，精神発達遅滞，乳児自閉症，注意欠陥障害などはその例である．チックは，局所の筋肉に起きるコントロールできない急激で頻繁な無目的運動で，まばたき，首を振る，顔をしかめるなどのことである．子どもの症状は，一過性の場合と永続性の場合があり，その区分が困難である．ダウン症候群，フェニルケトン尿症のような染色体異常からも精神発達遅滞を生じる．

表3-15 精神症状の現れ方

1. 知覚の障害
   錯覚（現実にあるものを見誤る）と幻覚（現実にないものを実際にあると思う）
2. 思考の障害
   ① 思考過程の障害：次々と考えが浮かぶが，論理的な結びつきがない．考えの進行が遅く，着想に乏しい．考えの流れが突然切れる．支離滅裂．話が回りくどい．同じことの反復．
   ② 思考内容の障害：不合理であることは分かっているが，その考えを払いのけられない．恐怖症（対人恐怖症，高所恐怖症）．現実的でない考えに確信を持ち，誤りを認めない．
3. 記憶の障害
   新しいことが覚えられない．思い出すことができない（健忘）．
4. 感情の障害
   病的爽快，上機嫌，抑うつ気分，感情鈍麻，不安
5. 意欲の障害
   ① 意欲：高揚，減退，混迷（自発性欠如），② 食欲：拒食，多食，大食，異食（食物でないものを食べる），③ 性欲：インポテンツ，不感症，露出症，④ 睡眠：不眠，嗜眠（昼夜に無関係によく眠る）
6. 意識の障害
   ① 自我意識障害：自分がしているという意識がなく，感情や行為に実感がない（離人症），自分の思考・行動・感情が他によってあやつられていると感じる（統合失調症）
   ② 意識の混濁：ぼんやり眠そうな状態から外からの刺激に反応せず精神状態が停止する（昏睡）まで．
   ③ せん妄（意識の混濁と錯覚・幻覚・不穏・興奮）やもうろう状態
7. 知能の障害
   ① 精神遅滞：知能の発達障害
   ② 認知症：知能の持続的低下状態（アルツハイマー型，脳血管性）

第3章
疾病の原因を探る

(2) 思春期・青年期

　思春期は，身体的な変化と自我の発現が特徴的である．精神的に不安定な時期に当たり，心が内向化し，抽象的な思索にふける傾向にあたる．そのため，他者に敏感となり，劣等感をもったり，いらだちを生じやすい．友人を求めるとともに孤独を好み，理想主義傾向が強まって，現実とのギャップに悩む．こうした時期には不適応状態や精神障害が好発する．統合失調症，躁うつ病，神経症（ノイローゼ），思春期やせ症，登校拒否，スチューデント・アパシー（無気力状態），薬物依存，自殺などが現れる．

　統合失調症は，幻覚（幻聴）・妄想・感情の鈍麻を主症状とする疾患である．

　神経症は心因（患者の性格，過去の経験など）が関与すると考えられる比較的軽い病態である．患者は，自分が病気であることを理解し，苦しみを訴えることが多い．神経症には，恐怖症（対人緊張，視線恐怖，不潔恐怖），不安神経症，強迫神経症，ヒステリー，心身症などがある．心身症は，心的要因が自律神経系や内分泌系を介して身体的症状を示すものである．

(3) 成年期

就職や結婚などを通して社会人として認められ，成長・成熟・老化する時期である．社会的責任，職場における人間関係，生活の重圧などが危機的要素として働く．うつ病，アルコール依存症，神経症，心身症，燃え尽き症候群，テクノストレス症候群，空(から)の巣症候群，自殺などがある．燃え尽き症候群は，持続的緊張を強いられながら成果に報われない仕事に現れやすく，慢性的な意欲の低下をきたす．テクノストレス症候群は，高度の機器類の扱いがストレスとなり，心身症と類似の症状を示す．空の巣症候群は，子が離れたため親の役割を喪失し，生きがいをなくすものである．

(4) 老年期

老年期における精神保健には，生・病・老・死とこれに伴う社会的・経済的問題が織り込まれる．せん妄，うつ病，神経症，アルコール依存症，認知症（痴呆；アルツハイマー型，脳血管性）が現われる．

アルツハイマー型は，痴呆を主症状とする人柄の変化・記憶障害・知能の低下を伴う疾病で，比較的ゆっくりと進行し，脳の委縮(いしゅく)が見られる．この原因は不明である．新しいことを覚えられなく，時間や場所の見当がつかず，被害妄想などが起きる．

脳血管性は，脳出血や脳梗塞による脳組織障害によって起きる疾病である．最初に記憶障害が現れ，人格や判断力・理解力は比較的保たれ，感情は変わりやすい．徐々に高度に進行する．

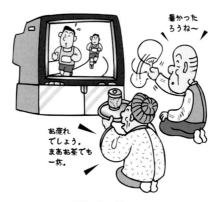

認知症の始まり？

5 精神保健を支える制度

精神保健福祉法（精神保健及び精神障害者福祉に関する法律；2013年改正）と障害者自立支援法（2005年）は精神保健に関する基本的な法律である．これらの法によって，精神障害者の医療と保護及び復帰の促進及び自立への必要な援助が行われる．この法律において精神障害者は「統合失調症，中毒性精神症，知的障害，精神病質その他の精神疾患を有する者」と規定され，精神疾患の中に神経症などの軽いものも含んでいる．

精神医療においては，本人の意思に反して入院措置や行動制限を行う必要もあるため，人権の保護が必要である．入院形態は，本人の意思による「任意入院」，自傷他害の恐れがあるため知事による「措置入院」，保護者の同意による「医療保護入院」，直ちに入院させなければ，医療・保護に著しい支障をきたす場合の「応急入院」に区分され，必要な手続きが定められている．

　保健所は精神保健の第一線機関として活動する．また，保健所活動を技術的に支援する精神保健福祉センターが都道府県や指定都市に設置されている．市町村には基幹相談支援センターが設置される(2012)．また社会復帰施設として生活訓練施設，授産施設，福祉ホーム，福祉工場，精神障害者地域生活支援センターが設置されている．

6 精神保健の状況

　近年の精神障害者数は約 323 万人で，その受療率は，入院 188，外来 211（人口 10 万対，2020 年：患者調査）である．入院受療率は疾病分類中もっとも高く，循環器障害を上廻っている．また，退院患者の平均在院日数は 294 日と他の疾患に比して極めて高い（全疾病平均 32 日）．

　精神障害者の内訳を**図** 3-23 に示す．

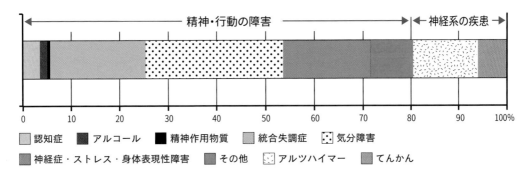

図3-23 精神障害者の内訳（2014）

第3章の問題

❶ 身近に起きた疾病に疫学的考察を加えてみよう．

❷ 感染症が減少した理由を考えよう．

❸ 非感染症の死亡率と罹患率があまり減少しないのはなぜかを考えてみよう．

❹ 精神的な落ち込みがあったときに，どのように回復したかを思い出してみよう．

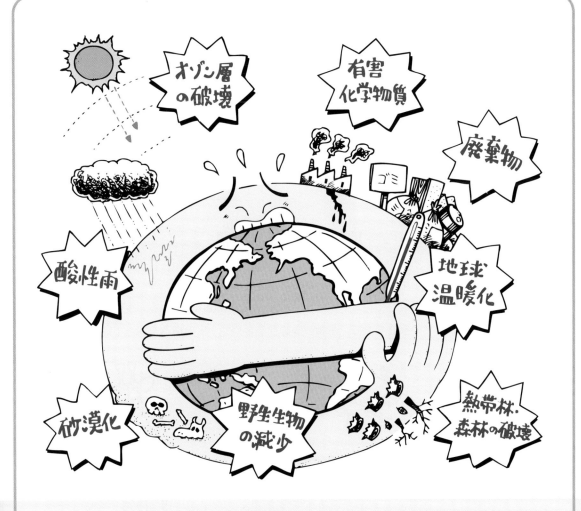

第4章
環境と人

　お肌の曲がり角は24歳，しかし，お手入れ次第では長く美しさを保てるそうな．地球のあちこちに醜いものが増えてきた．お手入れしなければ美しさが台無しだ．人類も5000年たって曲がり角にきたようだ．

　人が快適な生活と長寿を保てるのは，周り（環境）を人に合わせて作ってきたからだ．周りがいつも自分に合わせてくれると考える独断と偏見がいつまでも続くのだろうか．

　人の生活が快適であることと地球の醜さは比例している．美しい地球と快適性を保つ秘訣が本章に書いてある．ちょっとの我慢が，円満のコツである．詳細は次ページから．

1▷ 自然と共に生きる

　人類の未来への生存の可能性に関する問題は，人口，食糧，エネルギー・資源，環境の
キーワードに要約される．地球は有限であり，その自然を無視して人類は生き残ることが
できない．我々は，自然と共存しながら，生活の快適性や種の存続が維持できるように考
え，行動しなければならない．

2▷ 地球規模の環境問題

　生物の生息する場を生物圏という．そこでは，多種多様な生物が，ルールを守り，調和
のとれた生活集団を形成している．これを生態系（Ecosystem）という．生態系は，物質
の循環，食物網などの機能をもち，生物の多様性を含めて一定の構造を保っている．

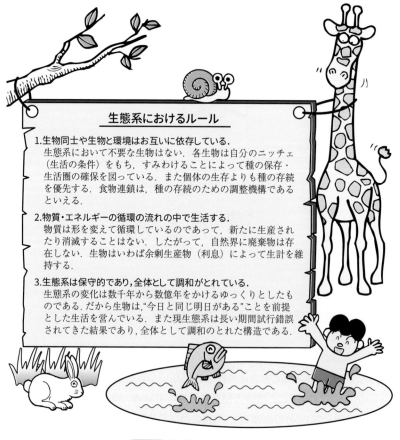

生態系におけるルール

1. 生物同士や生物と環境はお互いに依存している．
　生態系において不要な生物はない．各生物は自分のニッチェ
（生活の条件）をもち，すみわけることによって種の保存・
生活圏の確保を図っている．また個体の生存よりも種の存続
を優先する．食物連鎖は，種の存続のための調整機構である
といえる．

2. 物質・エネルギーの循環の流れの中で生活する．
　物質は形を変えて循環しているのであって，新たに生産され
たり消滅することはない．したがって，自然界に廃棄物は存
在しない．生物はいわば余剰生産物（利息）によって生計を維
持する．

3. 生態系は保守的であり，全体として調和がとれている．
　生態系の変化は数千年から数億年をかけるゆっくりとしたも
のである．だから生物は，"今日と同じ明日がある"ことを前提
とした生活を営んでいる．また現生態系は長い期間試行錯誤
されてきた結果であり，全体として調和のとれた構造である．

図4-1 生態系のルール

4-1　ppt や pg って何？

数の大きさと極低濃度を表す略号には，次のようなものがある．

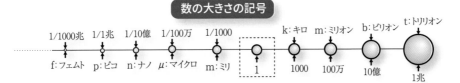

1 mg は 1/1000 g，1 pg は 1/1 兆 g である．環境中の汚染物質の濃度は非常に薄いので，ppm や ppb の単位で表すことが多い．1 ppm ＝ 1 mg/kg であり，水の比重を1とすると，1 ppm ≒ 1 mg/L である．

外因性内分泌撹乱化学物質（環境ホルモン）は ppt の濃度レベルで表すことが多い．50 ppt は，50 m × 20 m × 1 m（水 1000 t）のプールに 1 滴の目薬を入れた濃度である．もっとも，このプールの水 1 mL の中には約 100 億の分子がある．

いろいろなものが混ざっている河川水などから微量の物質を検出する技術が開発されて，汚染の実体がわかるようになってきた．

第**4**章
環境と人

人の生活は生態系のルールから多く逸脱している．その逸脱が環境問題という形で具体化してきた．個々のさまざまな環境問題は単独に存在するのではなく，互いに関係しており（**図 4-2**），その根幹は人の生活法にある．

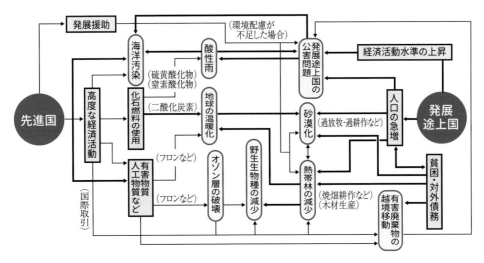

図4-2 地球環境問題の相互関係

　こうした環境問題を論議するため，"環境と開発に関する国連会議（1992年；地球サミット）"が開催され，持続可能な社会を実現するために地球環境保全を目的とした行動計画アジェンダ21を策定した．2015年には「我々の世界を変革する：持続可能な開発のための2030アジェンダ」が採択され，持続可能な開発目標（SDGs；Sustainable Development Goals）が提示された（**表4-1**）．SDGsは「我々の世界を変革する」ための手段であり，2030年までに達成すべき17目標，169のターゲットを提示している．目標は，貧困，飢餓，格差，環境，気候変動など世界が立ち向かうべき課題を包括している．同時にSDGsの各目標が互いにトレードオフの関係にあることにも注意を要する．

　わが国では，①環境の恵沢の享受と継承など，②環境への負荷の少ない持続発展が可能な社会の構築など，③国際的協調による地球環境保全の積極的推進を基本的理念とした「環境基本法」（1993年）が制定された．そして，環境基本法にもとづく環境基本計画（第5次；2018年）で目標を定め，それを実現するため，環境リスク評価，環境アセスメントをはじめとする総合対策が推進されている．

表4-1 持続可能な開発目標（SDGs）

❶ あらゆる場所のあらゆる形態の貧困を終わらせる

❷ 飢餓を終わらせ，食料安全保障及び栄養改善を実現し，持続可能な農業を促進する

❸ あらゆる年齢のすべての人々の健康的な生活を確保し，福祉を促進する

❹ すべての人々への包摂的かつ公正な質の高い教育を提供し，生涯学習の機会を促進する

❺ ジェンダー平等を達成し，すべての女性及び女児のエンパワーメントを行う

❻ すべての人々の水と衛生の利用可能性と持続可能な管理を確保する

❼ すべての人々の，安価かつ信頼できる持続可能な近代的エネルギーへのアクセスを確保する

❽ 包摂的かつ持続可能な経済成長及びすべての人々の完全かつ生産的な雇用と働きがいのある人間らしい雇用を促進する

❾ 強靭なインフラ構築，包摂的かつ持続可能な産業化の促進及びイノベーションの推進を図る

❿ 各国内及び各国間の不平等を是正する

⓫ 包摂的で安全かつ強靭で持続可能な都市及び人間居住を実現する

⓬ 持続可能な生産消費形態を確保する

⓭ 気候変動及びその影響を軽減するための緊急対策を講じる

⓮ 持続可能な開発のために海洋・海洋資源を保全し，持続可能な形で利用する

⓯ 陸域生態系の保護，回復，持続可能な利用の推進，持続可能な森林の経営，砂漠化への対処，ならびに土地の劣化の阻止・回復及び生物多様性の損失を阻止する

⓰ 持続可能な開発のための平和で包摂的な社会を促進し，すべての人々に司法へのアクセスを提供し，あらゆるレベルにおいて効果的で説明責任のある包摂的な制度を構築する

⓱ 持続可能な開発のための実施手段を強化し，グローバル・パートナーシップを活性化する

（資料：外務省SDGsパンフレットより）

1 地球温暖化

　地球は太陽からの熱を受けるとともに，等量の熱を放散している．このバランスがとれている間は地球の温度は平均して安定する（図4-3）．しかし，地球からの熱の放散を妨げるようなガスが大気中に増加すると，地球温度は上昇する．

反射
100

太陽光の入射
340

大気・雲　77
による反射

大気による吸収
79

宇宙への長波放射
239

大気による
放射
30　165

温室効果気体

大気の窓
40

地表による
反射
24

20　84　155

顕熱　蒸発散

大気による
放射
342

地表による吸収

350

398
地表からの放射

161
地表による吸収

（「環境白書」平成9年版より改変）

図4-3　地球の熱収支（単位は W/m^2）

　人為的な温度効果ガス（GHG）には，CO_2，メタン，一酸化二窒素，ハイドロフルオロカーボン（HFC）などがある．HFC は，クロロフルオロカーボン（フロン：CFC）の代替物資として開発されたものであるが，分子当たりの温暖化への寄与は CO_2 に比べてはるかに高い．しかし，温暖化への寄与は分子当たりの寄与と大気中濃度の積によって決まるので，CO_2 がもっとも寄与度が高い（図4-4）．

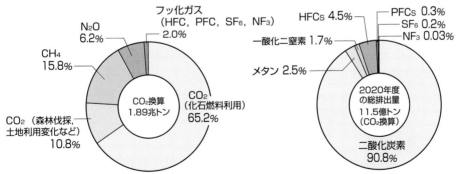

N₂O
6.2%

CH₄
15.8%

フッ化ガス
（HFC, PFC, SF₆, NF₃）
2.0%

CO₂換算
1.89兆トン

CO₂
（化石燃料利用）
65.2%

CO₂（森林伐採，
土地利用変化など）
10.8%

HFCs 4.5%　PFCs 0.3%
SF₆ 0.2%
一酸化二窒素 1.7%　NF₃ 0.03%

メタン 2.5%

2020年度
の総排出量
11.5億トン
（CO₂換算）

二酸化炭素
90.8%

(a) 1970〜2011年の人為起原の温室効果ガス寄与度
注：IPCC AR5・WK1 (2013)

(b) 日本の温室効果ガスの寄与度（2020単年度）
注：CFC, HCFCを除外した.

図4-4　人為的に排出された温室効果ガスによる地球温暖化への直接的寄与度

　産業革命から今日までに大気中の CO_2 は約 1.4 倍（**図 4-5**），メタンは 2.5 倍，一酸化二窒素は 1.2 倍に増加している．こうした原因から，この約 100 年間に地球の平均気温は 1.09 ℃，海面水位は 20 cm 上昇したと考えられる．また，IPCC（気候変動に関する政府パネル）は，21 世紀中に 1850 ～ 1900 年に比較して平均気温の 1.5 ～ 4.4 ℃ 上昇，50 ～ 100 cm の海面水位の上昇を予測している．

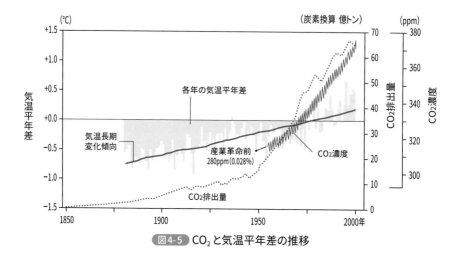

図 4-5 CO_2 と気温平年差の推移

　地球温暖化の影響は，異常気象，海面上昇，媒体性感染症の増加，自然生態系と食料生産への影響が考えられ，しかも長期にわたると予想される．これに対して，「気候変動に関する国際連合枠組条約」が 1994 年に発効し，京都議定書を経て，パリ協定が採択された（2015 年）．パリ協定では，世界共通の長期目標として世界平均気温上昇を産業革命以前に比べて 2 ℃ 以内にすると共に 1.5 ℃ 以下にする努力を追求する．そのため，すべての国が削減への貢献を 5 年毎に提出・更新する．わが国は，「地球温暖化対策の推進に関する法律（1998 年）」を制定し，①二酸化炭素，②メタン，③一酸化二窒素，④ HFC，⑤パーフルオロカーボン（PFC），⑥六フッ化硫黄（SF_6），⑦ NF_3 を対象として総排出量抑制に乗り出すと共に，2050 年までにカーボンニュートラルを目指すことを宣言した．

　商品やサービスの原材料調達から廃棄に至る全ライフサイクルで排出される CO_2 の量を明示して（カーボンフットプリント）CO_2 排出量を「見える化」することや避けられない温室ガスの排出に対して，他の削減活動への参加によって埋め合わせる方法（カーボンオフセット）が取り入れられている．

2 オゾン層の破壊

　成層圏（10 ～ 50 km 上空）では，酸素に紫外線が当たり $O_2 \Leftrightarrow O_3$ の反応が起きるため，高濃度のオゾンを含むオゾン層を形成して地表に到達する紫外線をカットしている（**図 4-6**）．しかし大気中のオゾンは全部で約 33 億トンで，1 気圧下では 3 mm 厚にしかならない．

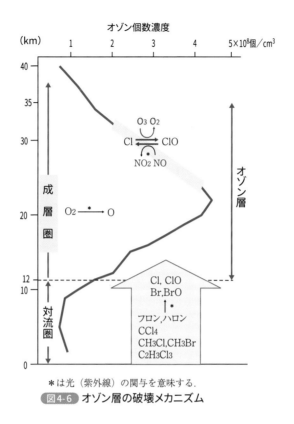

オゾン個数濃度

＊は光（紫外線）の関与を意味する.

図4-6 オゾン層の破壊メカニズム

エアコンなどの冷媒として使用されたクロロフルオロカーボン（CFC）類は塩素（Cl）や臭素（Br）を含み，化学的に安定で，揮発性が高く，水に不溶で，毒性が低いため大量に使用された．CFC類が，分解されないまま成層圏に到達すると紫外線によって分解し，塩素や臭素を放出する．これらは$O_3 \Rightarrow O_2$の反応を促進して，オゾン濃度を減らす．塩素1個は10万個のオゾンを分解するとされる．オゾン層の破壊による影響は，南極域に発生するオゾンホールに顕著に現れる（**図4-7**）.

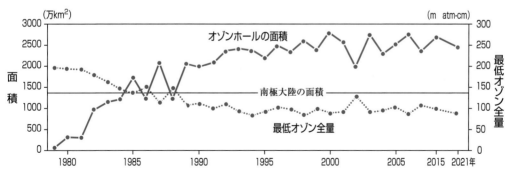

面積：オゾンホール発生以前には広範囲に観測されなかったとされるオゾン全量が220 m atm-cm以下の領域の面積．　オゾンホールの広がりの目安．
最低オゾン量：観測されたオゾン全量の最低値．　オゾンホールの深まりの目安．

図4-7 オゾンホールの経年推移（1979 ～ 2021，気象庁資料より作成）

オゾン層の破壊によって紫外線量が増加すると，皮膚がんの発生，皮膚の老化，白内障，植物への影響，殺菌作用によるプランクトンの減少などが危惧される.

これに対し，ウィーン条約（1985 年），モントリオール議定書（1992 年）が締結され，特定フロンなどの生産・消費の段階的な削減などが合意された．わが国においても「特定物資の規制等によるオゾン層の保護に関する法律；1988 年」が制定されている．その結果，南極オゾンホールは回復傾向にある.

3 酸性雨

酸性雨とは pH 5.6 以下の雨をいう．硫黄酸化物（SO_x）や窒素酸化物（NO_x）などから生じる硫酸や硝酸が雨水に溶けることによって生じる．霧，雪，エアロゾルのような形態も含み，これらは植物に対する影響が大きい（図 4-8）.

酸性雨は発生源から遠く離れた地域にも発生するため，広域的な現象である．わが国でも欧米なみの酸性雨が観測されている．先進国における酸性雨は緩和されつつあるが，発展途上国における実態は明らかでない.

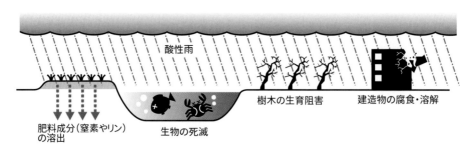

酸性雨

肥料成分（窒素やリン）の溶出　　生物の死滅　　樹木の生育阻害　　建造物の腐食・溶解

図4-8 酸性雨の影響

4 熱帯林・森林の破壊

世界の森林面積は 40 億 ha で陸地面積の約 30％を占める．森林は野生生物にすみかと生活を提供し，土壌を浸食から保護するとともに，水を管理し，酸素を供給する．さらに，木材などの有用原料の供給地であり，人に安らぎや安心を与える．この森林が，農地への転用，商業伐採，非伝統的な焼き畑，過放牧，薪しん炭たん材の過剰伐採などにより減少している.

森林の回復には温帯で 20 〜 60 年，熱帯で 20 〜 30 年が必要である．しかし熱帯雨林では生態系の活動が激しいため土壌の有機質に乏しく，土壌が不安定である．そのため，一度ダメージを受けると回復が困難である．国連食糧農業機関（FAO）は，2010 〜 2020 年間で，年間 474 万 ha（わが国の国土面積の約 13％）が減少したとしている.

5 砂漠化

植物（食料）の生育には多量の水を必要とする．例えば，米 1,900 L/kg，小麦 900 L/kg，じゃがいも 500 L/kg の水が最低必要とされる．水もまた資源であり，水ストレス状態の国に住む人々は 24 億人とも推定されている．

世界には 61 億 ha 以上の乾燥地があり，9 億 ha が砂漠で 52 億 ha が耕作可能な乾燥地である．この耕作可能地の 70%が人間活動の影響で砂漠化の影響を受け，毎年 600 万 ha（日本の全耕作面積以上）の割合で砂漠化が進行しているといわれる．人間活動による砂漠化は，家畜の過放牧，休耕期のない過度の農耕による土壌劣化，過灌漑による塩害，燃料採取などのための森林伐採などによると考えられる．こうした行為は，人口圧力によるものが多い．砂漠化の防止のために 1996 年砂漠化対処条約（UNCCD）が発効した．

6 野生生物の減少

国連環境計画（UNEP）は，地球上で確認された生物種を約 175 万種としている．しかし，未発見の生物を考慮すると，300 万種から 1 億 1,100 万種に及ぶともいわれる．特に熱帯林は生物の宝庫とよばれるさまざまな種が住んでいる．こうした多様な生物は，生態系を安定化させるとともに遺伝資源でもある．

ワシントン条約（絶滅のおそれのある野生動植物の種の国際取引に関する条約），ラムサール条約（特に水鳥の生息地として国際的に重要な湿地に関する条約），生物の多様性に関する条約は，こうした生物の多様性を守り，種の絶滅を防ぐための国際協調の試みである．わが国も「絶滅のおそれのある野生動植物の種の保存に関する法律」が制定され，環境省は「日本の絶滅のおそれのある野生生物：レッドデータブック」を刊行している（図 4-9）．

身近な問題として，海外の魚（ブラックバスなど）の自然河川・湖沼への放流，ペットの放出などは，日本の古来からの野生生物の生息に影響するので，してはならない．

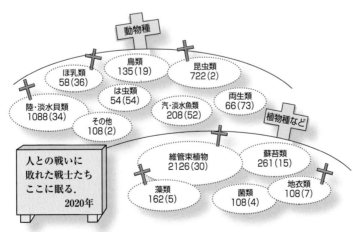

図 4-9 わが国で絶滅の恐れのある生物種

（数値は，既に絶滅した種，恐れのある種，準絶滅危惧種の合計数及び（ ）内は評価対象種数に対する%）

7 化学物質の管理

　私たちは，不利益と利益を考えて行動することが多い．化学物質も同様な考えで評価されるべきであるが（図4-10），この評価は非常に難しい．例えば，利益・不利益の受け手が同じ場合（水の塩素消毒は，感染症の予防の利益と発がん物質生成の不利益を同じヒトにもたらす）は評価しやすいが，ヒトの生活上の利益と環境生物の不利益を比較するのは難しい．そのため，一般的にはリスク評価によって化学物質の安全性を確保しようとする．

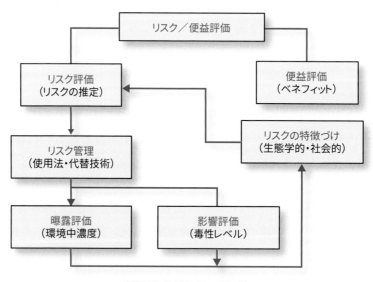

図4-10 化学物質の評価法

　化学物質のリスクを「ヒトや環境生物への望ましくない事象の発生の不確実さの程度及びその結果の大きさ」とする．即ち，リスクは，「化学物質に曝される量（暴露濃度×期間）」×「結果の大きさ（対象範囲×毒性の強さ）」の関数といえる．化学物質のリスクは，環境経由の暴露と有害性を指標として評価される．ヒトは，日常生活でも数万種の化学物質を取り扱うことから，化学物質の評価には効率性や経済性が問題になる．そのため，評価には簡便なデータセットから順に複雑・長期のデータセットを用いる段階的評価システムが取り入れられている．

(1) 規 制

　農薬や化学物質に対する安全性は，「農薬取締法」，「化学物質の審査及び製造等の規制に関する法律」によって確保されている．これらは，製造・輸入前にヒトや環境生物に対する毒性レベルと環境中濃度が推定できる情報を届け出て，審査・許可を得た後に市場に提供される．

毒性が高く，油溶性で体内での蓄積性が高い物質は，環境中に長く存在して有害作用を及ぼす．こうした物質は地球規模の汚染を生み出すので，「残留性有機汚染物質に関するストックホルム条約（POPs 条約）」を結び，世界全体で統一的に取り組んでいる．この条約の対象物質には有機塩素系化学物質が多く，DDT，PCB，ダイオキシン類等 34 物質群が指定されている．

(2) 事業者の自主的活動

事業者による化学物質の自主的な管理を促すため，「特定化学物質の環境への排出量の把握等及び管理の改善の促進に関する法律」に基づき，化学物質排出移動量届出制度（PRTR制度）と安全データシート制度（SDS 制度）がある．PRTR 制度は，事業所で使用する化学物質の届け出・国による公開によって，リスクコミュニケーションを図るものである．SDS 制度は化学品の他者への提供時に，その化学品の特性と取り扱い法の情報を提供し，化学品の管理に役立てようとするものである．

(3) 外因性内分泌撹乱化学物質（環境ホルモン）

化学物質の中にはホルモン関係部位に作用して，ホルモン作用の発現を妨害・促進する性質を持つものがある．影響レベルが非常に低濃度（$\mu g/L$，$\eta g/L$）であること，ホルモン調整機能の乱調は種の保存といった生物の根源に関わることが特徴的である．

観察された影響に，ワニのペニスの矮小化（DDT，DDE?），イボニシ（貝）の雄性化（有機スズ化合物），魚類（ローチ，ニジマス）の雌性化（ノニルフェノール，下水の女性ホルモン?），メリケンアジサシ（鳥）の卵孵化率の低下（DDT，PCB 類?）などがある．ヒトに対する影響は判っていない．

(4) 非意図的生成物

ゴミ焼却炉に意図しないダイオキシン類が生成することが知られてきた．ダイオキシン類は，ポリクロロジベンゾジオキシン（PCDD），ポリクロロジベンゾフラン（PCDF），コプラナー PCB の総称で，毒性が高く，発がん性があり，環境ホルモンとしての作用が疑われており，環境残留性が高い．そのため，ダイオキシン類対策特別措置法（1999 年）によって規制され，耐容 1 日摂取量（TDI）を 4 pgTEQ/kg・日以下に設定している．この規制によって排出ダイオキシン量は激減した．

8 廃棄物

わが国のマテリアルバランス（物質収支）を図 4-11 に示す．自然からの資源を用いて作られた商品は，その機能を失ったり，飽きられたりすると価値のない物になる．しかし，消えてなくなりはしない．ということは，人が作り出したものは，いつかすべてが廃棄物になる運命にある．生活がある限り廃棄物は生じるが，大量生産 – 大量消費の世界ではその規模が大きすぎて自然の包容力を越える．

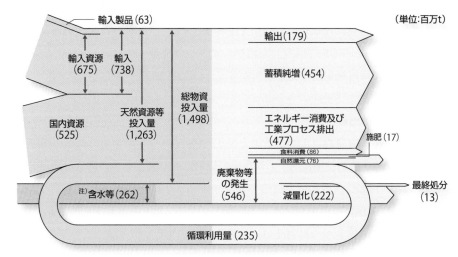

注　含水等：廃棄物等の含水等（汚泥，家畜ふん尿，し尿，廃酸，廃アルカリ）及び経済活動に伴う土砂等の
　　　　随伴投入（鉱業，建設業，上下水道業の汚泥及び鉱業の鉱さい）

図4-11 わが国の物質収支（マテリアルバランス；2019）

　図 4-11 のマテリアルバランスには表に見えない部分で発生している環境負荷は書かれていない（例えば，金属採取に伴う捨石，残渣）．この見えない部分を捉えようとエコロジカルフットプリント，フードマイレージ（輸送距離×重さ）などが考案されている．

　事業活動によって生じる廃棄物を産業廃棄物，家庭から出されるものを一般廃棄物と区別して取り扱うことが多い．しかし，産業は人の生活のためであり，人と自然を対比させたとき，それらを区別する理由はなくなる．

3 ▷ 地球環境を保全するための対策

1 自然環境を守る施策

　環境を，①人の活動が主な地域，②人と自然が同居する地域，③自然の保存が優先される地域，④人の手が入らない地域，と区分して住み分けねばならない．自然公園は，自然環境を保全するとともに，野生体験，自然観察，野外レクリエーションの場としても位置づけられる．（ナショナル）トラスト運動や世界遺産への指定などは，自然保護のさまざまな試みの例である．

　河川改修は川をまっすぐな排水路にすることと同じ意味であった．しかし，そこに住む生物のすみかとしての機能を考慮しながら，人も水辺に憩いを求める考え方に変わりつつある．①都市の緑地の推進，②野生生物の移動に配慮した緑地と緑地を結ぶ緑道の設置，③都市市民農園など，自然の仕組みを理解し，可能な限り自然との調和を図る努力が始められた．

2 環境に優しい社会を作ろう

(1) 企業の努力

　企業には，生産から廃棄に至る全過程での環境負荷の少ない商品やサービスの開発・提供が求められる．こうした商品の開発過程では，ライフサイクルアセスメント（LCA）などの手法が用いられる．LCAは，商品に投入した資源や環境負荷を定量的に把握して評価しようとする手法である．

　また，産業廃棄物などによる環境負荷をできる限りゼロに近づける産業システムを構築することが考えられている．これをゼロエミッションという．例えば，鋳物工場の廃砂がセメントの原料になれば，その融通によって廃棄物は減ることになる．

(2) 企業を評価する

　企業などが環境問題に熱心に取り組んでいるかを知る指標の１つに，国際標準化機構（ISO）14000シリーズの環境監査制度がある．これは，企業などが環境問題に取り組んでいることのお墨付きであるが，成果の程度は問われない．こうした企業努力は，市場においても評価される方向にあり，環境への負荷の少ない商品・サービスを優先的に購入しようとするグリーン購入・グリーン調達が広まりつつある．

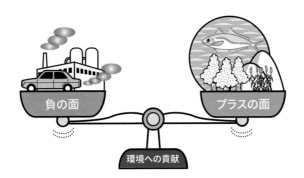

(3) 情報公開

　企業活動や事業による環境影響を評価するには情報が必要である．議論は共通の認識の上に立って行われるべきである．そのためには，データの情報公開が不可欠である．

　企業の環境報告書，行政機関の保有する情報公開制度，各種表示制度（JISマーク，住宅性能，食品，長期使用製品の安全性など），住民の企業見学などは，企業の製品の安全や環境への配慮の情報源となる．

　また，道路，ダムなどの河川工事，鉄道，空港，発電所，廃棄物最終処分場，埋め立て・干拓，宅地・工業団地造成のように事業規模が大きく，環境影響が著しい恐れがあるものは，環境影響評価が義務づけられている．この手続きが，環境影響評価法（環境アセスメント法：1997年）によって定められており，事業に対して意見を述べる機会を保証している．

　こうした情報公開のうねりは企業秘密の壁を低くする．また，インターネットは情報を簡便に早く伝えることができ，各人の判断を助ける．

（4）環境の価値

事業による利益と環境への不利益をともにお金に換算して，事業の妥当性を考えようとする試みがなされている．仮想市場評価法（CVM）は，環境の価値をお金に換算する1つの方法である．例えば，「水無川のダムを撤去して，河川や魚の生息数を元に回復するために，今後10年間，あなたの世帯の税金が（　　）円あがります．あなたはこのダムの撤去に賛成しますか，反対しますか．（賛成の場合は金額を書き込む）」といった質問から，環境の価値をお金で表し，実際に必要な費用（ダムの撤去費用）と比較して環境の便益評価を行う．

3 私たちのライフスタイルを変えよう

変わらなければならないのは企業だけではない．私たち自身の生活法も変えなければならない．自転車は自動車より省エネルギーな交通手段である．露地栽培はハウス栽培より省エネ・省資源的である．過度の冷暖房は地球を疲労させる．3R（Reduce, Reuse, Recyde）の実践は身近でできることが多い．3Rでは，Reduce（減らす）ことがもっとも有効である．

人が環境を破壊するのだから，人が自ら自分の行動を規制せねばならない．その結果生じる多少の不便やめんどうを受け入れる必要がある．Think globally, act locally（地球規模で考え，足下から実行する）が大切である．

4-2　風を切って走ろう！

歩く（走る）ためには，足を上下・前後に動かさなければならない．足の動きが止まることと体重の上下移動が必要なため，エネルギーロスが生れる．自転車は，リズミカルな回転運動でエネルギー効率がよく，心肺機能への負担が少ない．

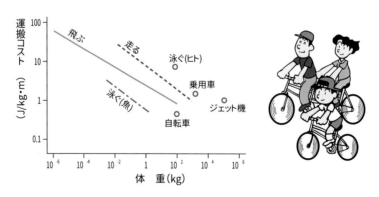

4▷公　害

　環境基本法は，"公害"を「事業活動その他の人の活動に伴って生ずる相当範囲にわたる大気の汚染，水質の汚濁（水質以外の水の状態又は水底の底質が悪化することを含む），土壌の汚染，騒音，振動，地盤の沈下及び悪臭によって，人の健康又は生活環境（人の生活に密接な関係のある財産並びに動植物及びその生育環境を含む）に係る被害が生ずることをいう」と定義している．そして「大気の汚染，水質の汚濁，土壌の汚染と騒音に係る環境上の条件について，人の健康を保護し，生活環境を保全する上で維持されることが望ましい基準を定めるものとする」とした．この基準を環境基準という（**付表4** 参照）．主な環境基準の達成状況を**表4-2**に示す．

表4-2 主な環境基準の達成率（%）（2020年度）

大気	一般環境大気測定局	自動車排出ガス測定局
二酸化窒素	100.0	100.0
浮遊状粒子物質（SPM）	99.9	100.0
微小粒子状物質（PM$_{2.5}$）	98.3	98.3
二酸化硫黄	99.7	100.0
一酸化炭素	100.0	100.0
光化学オキシダント	0.2	0.0
水	BOD または COD	全窒素及びリン
河川	93.5	—
湖沼	49.7	52.8
海域	80.7	88.1
騒音　住宅地	94.4	
幹線沿い	90.8	
航空機	89.3	

（資料：環境省「令和4年度 環境・循環型社会・生物多様性白書」より作成）

1 大気汚染

　人は1日に約13 kgの空気を吸って生活している．これは食物の1.5 kg，水の2 kgより多い．したがって，大気が汚染されると人体への影響が大きい．大気汚染物質の侵入経路は通常気道であるが，経皮，経口もある．これまでに多くの大気汚染事例が起きている．ロンドン事件（1952年）でSO_2を含むスモッグによって8,000人以上の過剰死亡者を出した．日本では四日市ぜんそく，川崎ぜんそくなどが知られている．

第4章

環境と人

(1) 大気汚染を助長する要因

汚染物質の排出が大気汚染の原因であるが, 気象条件や地形はその大気中濃度に影響を及ぼす. 風向, 風速, 大気安定度, 気温, 気湿, 紫外線などは, 汚染物質の大気中の合成・分解, 移動, 拡散, 希釈に影響する.

通常, 大気温度は 100 m 上昇するごとに 0.65 ℃ずつ下がる. しかし, 下層の気温が上層より低い温度となることがある. これを逆転層という (図4-12). 逆転層内では大気は安定し, 空気の対流が起きない. その結果, 汚染物は拡散せず, 層内の汚染物質濃度は高く保たれる.

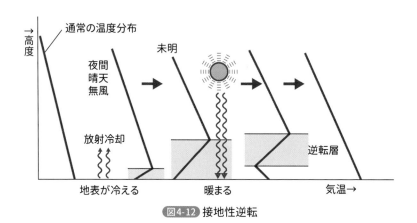

図4-12 接地性逆転

(2) 二酸化硫黄 (SO₂)

主に硫黄分を含んだ化石燃料の燃焼に伴い発生する. SO₂ は刺激性であり, 気管支炎, 肺気腫の原因となり, また, 肺疾患患者の症状を悪化させる. 植物への有害性も高く, 葉に斑点が多数できる. 酸性雨の原因物質でもある. 経済成長期の1950 年代頃から見られた四日市など日本の工業都市でのぜんそくの原因物質であった.

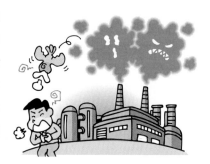

現在では, 原油脱硫や排ガス脱硫設備の設置などの対策により, 大気中濃度は減少した.

(3) 一酸化炭素 (CO)

不完全燃焼により発生するもので, 自動車排ガスが主な原因である. CO のヘモグロビンに対する結合能は酸素に比べて 300 倍ほど高いため, 低濃度でも大きく影響する. CO中毒の初期には吐気, 頭痛, めまいを訴え, 症状の進行とともに意識障害を起こす.

(4) 浮遊粒子状物質 (SPM)

大気中の粒子物質の中で, 粒径 10 μ 以下のものをいう. SPM は微小なため大気中に長期間漂い, 肺や気管に沈着して呼吸器に悪影響を与える. 粒径 1～5 μ のものが肺胞に沈

着しやすい．そのため微小粒子状物質（PM$_{2.5}$；粒径 2.5 μm 以下の物質）の環境基準を新たに設けている．SPM が汚染物質（SO$_2$ や金属）を吸着すると，有害性が高くなる．ディーゼル排気微粒子（DEP）は，発がん性や気管支ぜんそく・花粉症などのアレルギー疾患とのかかかわりが懸念されている．発生源は固定・移動発生源ともに多種多様であり，国境を超えた移動が問題となっている．大気中濃度は，緩やかな減少傾向にあるが，PM$_{2.5}$ の環境基準達成率は低い．

（5）二酸化窒素（NO$_2$）

一酸化窒素（NO）や二酸化窒素（NO$_2$）などを総称して窒素化合物（NO$_x$）という．主に燃焼時や大気や燃焼中の窒素が酸化されて生じるもので，固定・移動の両発生源から排出される．酸性雨，光化学オキシダントの原因になる．

二酸化窒素は目や呼吸器を刺激し，細気管支炎，肺気腫の原因となる．原理的に発生を抑えることが困難で，大都市域に高い傾向にある．

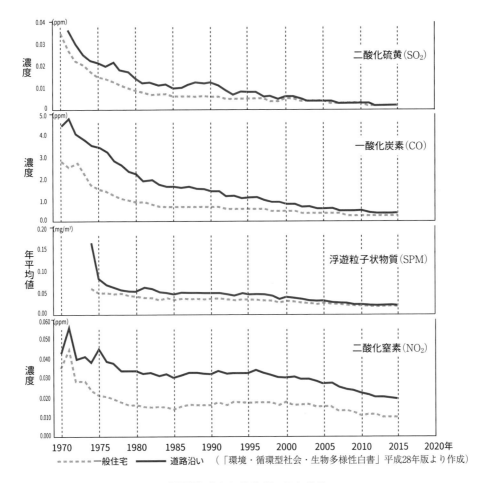

（「環境・循環型社会・生物多様性白書」平成28年版より作成）

図4-13 大気汚染物質の経年推移

(6) 光化学オキシダント

　光化学オキシダントは，NO_xと炭化水素類が太陽光（紫外線）で反応して生じる，オゾン，パーオキシアシルナイトレート（PAN）などの酸化力をもった物質の総称である．いわゆる光化学スモッグの原因となる．トマト，タバコ，豆類は 0.05 ppm の低濃度でも敏感に反応し，葉の表面に褐色の模様や白い斑点を生じさせる．またゴムなどに亀裂を生じさせたり，人の目やのどを刺激する．なお，大気中での光化学反応によって PM2.5 が生じる．

(7) その他

　①　**ベンゼン**：ガソリンに含まれ，発がん性，造血器障害がある．

　②　**トリクロロエチレン，テトラクロロエチレン，ジクロロメタン**：化学合成原料，溶剤，洗浄剤として用いられ，発がん性，中枢神経障害，肝臓・腎臓障害がある．

　③　**石綿（アスベスト）**：発がん性がある．建築物に使われていて，解体時に発生する．

(8) 大気汚染対策

　対策には，燃焼方法の改善，良質燃料の使用，除害施設の設置などの発生源対策と，気象条件の観察，濃度監視体制の整備などの管理対策がある．また，環境基準（**付表 4-1**），排出基準，施設の管理基準などが設定されており，汚染の激しい地域には総量規制（SO_x，NO_x）も行われている．

2 水質汚染

(1) 汚染の特徴

　河川などに流入した有機汚濁物質は，物理的作用（希釈，沈殿，吸着，ろ過など）や生物学的作用（微生物などによる分解，合成など）を受ける．このため，流下や時間の経過とともに水質は元の状態に回復してくる（**図 4-14**）．これを自浄作用という．自浄作用を上まわる量の汚濁物質が流入すれば，その環境は本来の環境からかけ離れたものになる．また，有害物質は直接的あるいは間接的に水生生物を死滅させる．こうした問題を引き起こす汚濁源と排水の性質を**図 4-15**に，一般的な水質指標を**表 4-3**に示す．

表4-3　一般的な水質指標

溶存酸素（DO）	20℃における飽和溶存酸素濃度は約 9 mg/L．有機物汚染があると値が低くなる．
化学的酸素要求量（COD）	水中の有機物質を一定条件下で化学的に酸化するに必要な酸素の量．有機物汚染があると値が高くなる．
生物化学的酸素要求量（BOD）	水中の有機物質を好気的条件下で生物が消費（酸化）するときに必要な酸素の量．通常 5 日間，20℃の条件が用いられる．
浮遊物質量（SS）	大型のゴミを除き，重さで量る．
大腸菌群	自然水中には通常多く存在せず，人や動物の腸管に多数いる．し尿汚染の指標になる．

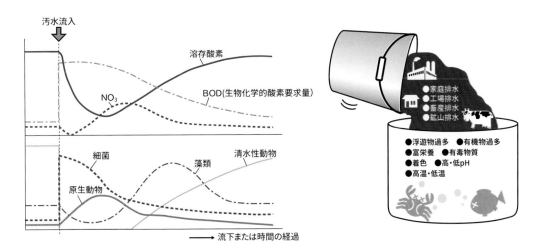

図4-14 有機汚染からの川の自浄作用

図4-15 水質汚濁源と排水の性質

　湖沼や湾では水の出入りが少ないので汚濁物質が蓄積しやすい．こうした水域で植物の栄養素である窒素やリン濃度が増加すると富栄養化状態となり，藻類などが異常に大量発生する．この現象が，赤潮やアオコである（図4-16）．富栄養化は，魚介類への影響やそこを水源とする水道水にカビ臭（ボルネオール，ジオスミン）がつく問題を発生させる．

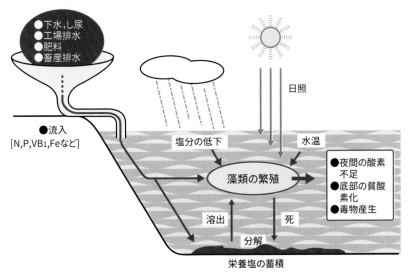

図4-16 赤潮発生のメカニズム

（2）水質汚濁の防止

　水域の汚濁を防止するためには，排水をきれいにしてから河川などに放流する必要がある．排水の処理法には，生物学的な方法（活性汚泥法など），物理的な方法（ろ過など），

化学的な方法（凝集沈殿など）があり，排水の性質に応じて，組み合わせて利用される．富栄養化の原因となる窒素やリンは，通常の下水処理法（活性汚泥法）では十分除去されず，別の処理を加える必要がある．

　　水質汚濁対策としての環境基準は，「人の健康の保護に関する基準」と「生活環境の保全に関する基準」がある（**付表4-2a〜c**）．「人の健康の基準」は全国一律に適用されるが，「生活環境の基準」は，目標達成の実現性を考えて，水域をいくつかの類型に分けて設定している．また，閉鎖性水域である東京湾，伊勢湾，瀬戸内海では COD による総量規制を実施している．2003 年には，「生活環境の基準」に全亜鉛が追加設定された．これは水生生物保全の観点から設定されたもので，今後の基準設定に環境生物の保全が取り入れられることを示している．

　　これまで水質汚濁の元凶は工場排水にあるとされ，排水基準が整備されてきた．その結果，工場排水が原因となる「人の健康の保護」の項目の有害物質についてはほぼ基準を達成している（達成率99.1％；2020年）．しかし，「生活環境」項目の改善は遅れている（達成率88.8％；2020年）．このことは，規制が有効に働いたことと家庭排水の処理に問題が残っていることを示している．

　　地下水質は概況調査において 94.1％が環境基準を満たしていた．基準を超過した物質の第1位は硝酸・亜硝酸性窒素である．

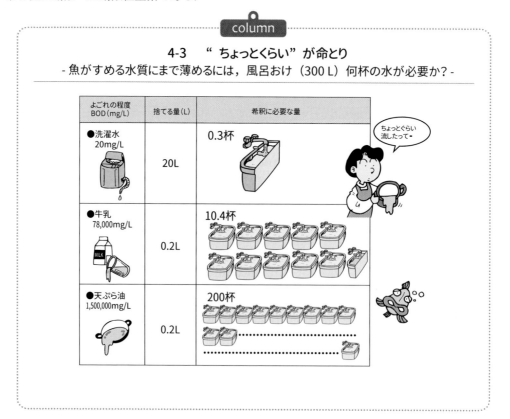

column

4-3　　"ちょっとくらい"が命とり
- 魚がすめる水質にまで薄めるには，風呂おけ（300 L）何杯の水が必要か? -

3 公害健康被害の補償制度

　1950年代の高度経済成長の中で人命を損なう公害病が続発した．こうした公害被害者の迅速かつ公平な保護を図ることを目的に，「公害健康被害補償法（1973年）」が成立した．本法によって，汚染者負担による被害者への補償給付を行う公害健康被害補償制度が成立した．制度は，①原因と疾患の間に特異的な関係のない疾病（気管支ぜんそく，慢性気管支炎，肺気腫などで第一種地域として指定），②特異的な関係のある疾病（水俣病，イタイイタイ病，慢性ヒ素中毒症で第二種地域として指定）を対象としている．

　かつて多くの都市（東京都区，横浜，川崎，四日市など）が第一種地域に指定されていたが，それらの指定は解除されて，現在では指定地域がない．現在の第一種被認定患者総数は2万9,051人である．第二種地域の各疾病の経緯を以下に示す．

水俣病

　1953年頃より熊本県水俣市一帯に原因不明の特異な中枢神経疾患を示す者が多発した．症状は四肢末端の感覚障害にはじまり，求心性視野狭窄（きょうさく），運動失調，難聴，振戦，神経障害であった．また，知的障害をもつ出生児が観察された．患者の体内・毛髪の水銀濃度が高いこと，水俣湾の魚介類や底泥中の水銀濃度が高いこと，その魚介類を与えた猫が発症したことから有機水銀（メチル水銀）が原因と断定された．これは，アセトアルデヒド生産工程で触媒に使用した無機水銀の一部が有機化し，工場外へ排出され，それが食物連鎖により魚介類に蓄積し，これを食べた人間が発症したものである．同じ生産工程のあった新潟県阿賀野川流域でも水俣病が発生している．現在の被認定者数は2,999人（内生存380人；2022年）で，医療事業対象者は38,257人である．

イタイイタイ病

　富山県神通川流域で報告された奇病（1955年）は，患者が「痛い痛い」と言って死んでいくことからイタイイタイ病と名付けられた．この病気は，腹背痛，膝関節痛，アヒル歩行にはじまり，やがて骨格変形，骨折のため四肢は"タコ足"のように屈曲する．この疾病は上流の鉱山排水カドミウムに汚染された飲料水や米などを摂取したために起きた．カドミウムの慢性中毒により腎障害・骨軟化症をきたし，これに妊娠，授乳，内分泌の変調，老化，カルシウムの不足などが誘因となって生じたと考えられている．被認定患者総数は200人（2022年）である．

慢性ヒ素中毒症

　宮崎県高千穂町土呂久地区，島根県津和野町笹ヶ谷地区が指定されている．いずれも，亜ヒ酸鉱山の排水中に含まれるヒ素が地下水などを汚染して起きた．慢性ヒ素中毒は，鼻中隔穿孔，皮膚色素沈着，多発性神経炎などを引き起こす．被認定患者総数は236人（2022年）である．

4 地域的な公害

(1) 土壌汚染

　土壌には吸着作用があるため重金属や難分解性の化合物が蓄積しやすく，他に移動したり拡散することが少ない．一度汚染されると回復は非常に困難である．カドミウム汚染，難分解性農薬（DDT，BHC，ディルドリンなど），産業廃棄物の埋め立て（クロム），焼却場付近のダイオキシンなどの例がある．

　農用地土壌汚染防止法は特定物質としてカドミウム，銅，ヒ素とその化合物を指定し，汚染された田畑は休耕や土壌の入れ換えなどが行われる．土壌汚染対策法（2002 年）は，特定有害物質として鉛，ヒ素，トリクロロエチレン等を指定し，汚染の除去，拡散の防止などの措置を講じさせる．また，土壌汚染に対する環境基準が定められている（**付表 4-3**）．

(2) 騒　音

　騒音とは「好ましくない音」，「ない方がよいと思うような音」である．感覚的な要素を含み，その発生源も多様である．

　音の性質：音は空気の振動であり，振動の強さ（音の強さ），周波数（音の高さ），周波数スペクトル（音色）によって特性がきまる．通常，人が会話で聞く音の強さの範囲は非常に広い（0.0002 ～ 200 hPa；ヘクトパスカル）．そこで，音圧レベル（dB；デシベル）$= 10 \log \dfrac{X\,\mathrm{Pa}}{20\,\mu\mathrm{Pa}}$ によって音の強さを表す．一方，人の耳の感度は周波数によって異なる（**図 4-17**）．そこで，人の耳に聞こえる音の大きさを測定するのに，聴感補正回路を取りつけた騒音計で測定し，その強さを dB（A）で表す．音の大きさのレベルの例を**図 4-18** に示す．

　騒音の大きさは時間的変化が大きいため，近年は騒音のエネルギー平均である等価騒音レベル（L_{Aeq}）が用いられる．

$$L_{Aeq \cdot T}\,(\mathrm{dB}) = 10 \log_{10} \frac{1}{t_2 - t_1} \int_{t_1}^{t_2} \frac{P_{At}^{\,2}}{P_0^{\,2}} dt$$

　ただし，P_0；基準音圧，P_{At}；t 時間における A 特性測定音圧，t_1；測定開始時間，t_2；測定終了時間である．

　音の発生源：騒音を発生源別に分けると，①工場騒音，②建設騒音，③交通騒音，④その他の騒音がある．工場騒音は一定の音量が続く．建設騒音は非常に大きな音もあるが，一時的である．交通騒音は自動車，航空機，新幹線などによる騒音で，交通量の増大に伴って問題化してきた．特に自動車騒音は夜間も発生し，睡眠を妨げる例が多い．このほか街頭放送や娯楽・遊戯場，近隣騒音とよばれるものがある．

　騒音の影響：大きな音を長い間聞いたために起こる聴力障害，会話や音楽などが聞こえない聴取妨害，不快感・イライラなどの精神的・心理的影響，仕事・勉強・休息・睡眠を妨げる生活妨害，頭痛・胃腸障害・血圧上昇などの体機能への影響などがある．

騒音の防止：対策の根本は，発生する音を小さくしたり，稼働時間を短縮する音源対策にある．音源を密閉する，遮断壁を作る，配置を変えるなどにより，かなり防止できる．環境基準が定められている（**付表4-4**）ほか，自動車などに対する騒音規制（騒音規制法）が行われている．

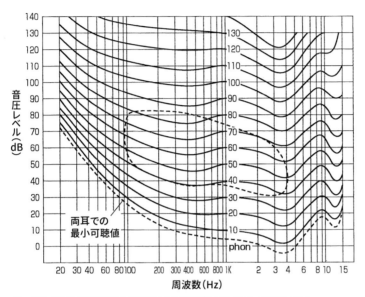

注：図の中央部の破線で囲んだ範囲は人間の音声に使われている範囲である．
（公害防止の技術と法規編集委員会編「公害防止の技術と法規　騒音編」(社)産業環境管理協会，1955年より）

図4-17 耳に聞こえる音の周波数と音圧レベルの範囲および音の大きさの等感曲線

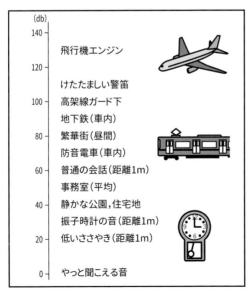
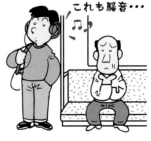

図4-18 騒音の例

第4章

環境と人

79

(3) 振 動

ほとんどの場合，振動は騒音を伴って発生する．したがって公害としての振動の発生源は騒音と似ており，工場，建設作業，交通などによる．振動によるイライラ，睡眠妨害などのほか，強い振動による壁のヒビ割れや戸・障子などの立てつけが狂うなどの物的被害も起こる．振動規制法による対策が講じられている．

(4) 悪 臭

悪臭とは人が不快に感じるにおいで，感覚的なものである．アンモニア（55 ppm）や硫化水素(0.13 ppm)などは低濃度でも感じられる．また，複合臭ではより強く感じられる．

におい物質の種類は多いが，悪臭防止法には22の化学物質が特定悪臭物質として指定されている．悪臭を規制する地域の指定，規制基準（臭気指数を含む）の設定は各都道府県に委任されている．悪臭防止の基本は発生源対策であり，洗浄・中和・燃焼・吸着などの処理方法がある．

(5) 地盤沈下

地下水過剰汲み上げによって生じたすきまを押しつぶす形で土地が沈下する．被害は建造物，建設，農地などに生じ，いったん沈下した地盤は元に戻らない．

(6) その他

公害ではないが，都市部が郊外より高い温度になるヒートアイランド現象，照明による光害（ひかりがい），日照阻害，電波障害，風害（通風）などの問題もある．

5 ▷ 生活のための環境

体は常に同じ状態を保とうとして細かな調節を行っている．これを恒常性といい，体温，代謝機能などがその例である．しかし，体自身が恒常性を維持できる範囲には限界があり，それを緩和・調節する機能を住居，衣服，食生活などに求めている．また，仕事の能率向上には，環境の快適性が求められる．ここでは，生活の場における身近な環境と健康とのかかわりを探る．

1 気象環境と健康

(1) 感覚温度

暑くても寒くても，人は体温調整に余分なエネルギーを消費する．したがって，消費エネルギーが少なくてすむ状態が，快適な状態であるといえる．気象要素のうち，気温，気湿，気流が体温調節に深く関係するため，これらを温熱要素や気候要素という．気温の測定には棒状温度計が，気湿にはアウグスト乾湿温度計，アスマン通風乾湿計が，気流には

カタ温度計，微風風速計などが用いられる．

　この3つの要素を1つの数値にまとめ，人の温熱感覚の指標とする試みは古くからなされてきた．感覚温度（ET）は，湿度100%，無風状態に換算した温度であり，実効温度ともいう（図4-19）．日本人の快適範囲は，普通の着衣状態，軽作業で，夏季ET = 20〜23℃，冬季ET = 18〜20℃といわれる．

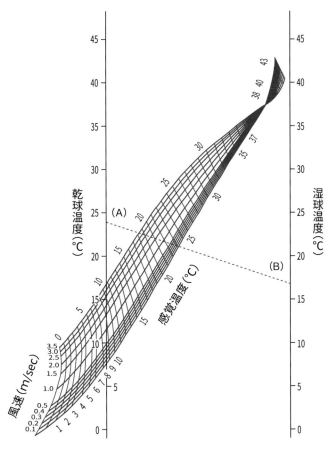

図4-19 感覚温度図表

　湿度100%への換算は実状に合わない点があるので，湿度50%として，壁面からの放射熱,着衣量,作業強度を取り入れた新有効温度も考案されているが,算出がやっかいである．

　不快指数（DI）は感覚温度の近似値を与えるもので，次式で計算される．

$$DI = （乾球示度℃ + 湿球示度℃）× 0.72 + 40.6$$

DI ≧ 70：少数不快　　　　　　　DI ≧ 80：だれでも非常に不快

DI ≧ 75：半数以上不快　　　　　DI ≧ 85：むし暑さに耐えられない

　不快指数は，簡単・容易であるが，気流が無視され，冷房環境のみの評価である点に注意を要する．

(2) 温熱の影響

① **熱中症**：高温・高湿・無風などで体熱が順調に放散されないと，体内に熱がこもる．これによって発症する熱障害の総称を熱中症といい，熱ひばい，熱けいれん，熱射病がある．めまい，倦怠感，口渇が主な症状で，40℃以上の高熱を発する．42℃以上になると重篤となる．太陽放射にさらされて起こる場合を日射病という．初期には頭痛，めまいなどを訴え，重い場合は意識を失って倒れる．

② **凍傷・凍死**：低温に高湿，風，薄着，空腹，疲労，睡眠不足，飲酒などの促進因子が加わって体温が下降（直腸温 30 ℃付近）し，諸器官の機能が低下し，代謝が行われず組織が窒息した場合を凍死という．凍死に至らない場合でも，手足の指が血流障害を受けた場合に，痛感（皮膚温 15 ℃付近），シビレ感（10 ℃），ついに麻ひする症状を凍傷という．軽度の凍傷は局所マッサージ，保温・加湿で治るが，長く低温にさらされると組織が壊死する．

(3) 気圧の影響

気圧の日常的な変動の範囲内では，気象病（後出）を除いて，健康に影響しない．高山や水圧下のような特殊な条件下でのみ影響が生じる．

① **高山病・航空病**：高度が高くなるほど気圧は低下し，酸素分圧も低下する．そのため高山では人が必要とする酸素の量が不足する．外気で生きられる限度は高度 5,500 m 位で，7,500 m では生存できない．

② **潜函病（ケイソン病）**：潜水作業などに伴う職業病の 1 つでもあり，高気圧から常圧に戻る際に発生する．水中では水深 10 m ごとに 1 気圧増加するため，それに対応する高圧空気で呼吸しなければならない．常圧に戻るときに，高圧のため体内組織に溶けていた窒素が血管内でガス化して栓塞を起こし，かゆみや強い痛み（ベンズ）を生じる．栓塞部位が肺・心臓・脳であれば予後は極めて不良である．発生を防止するには，時間をかけて徐々に減圧すること，高圧下での労働時間を短くすることである．また，高齢者，肥満者，高血圧者，呼吸器・心疾患の者はこうした場所に適さない．

(4) 電磁波

電磁波は波長によって名前がつけられている（**図 4-20**）．太陽は広い範囲の電磁波を放出しているが，大気層を通過する間にかなりの部分が吸収される．地表到達エネルギーの内訳は，赤外線 60％，可視線 39％，紫外線 1％ である．

赤外線：一般に熱線といわれ，血管拡張，血液循環の促進，鎮痛作用がある．赤外線は皮膚を容易に通過し，皮下組織を加温し，皮膚温を上昇させるなどの効果もあるが，日射病の原因ともなる．

可視光線：網膜を刺激するため，私たちは"見る"ことができる．眼の調節力は大きく，0.5 ～ 100,000 lx（ルクス）以上にわたって順応する．しかし，太陽を直接見ると網膜炎を起こすことがある．

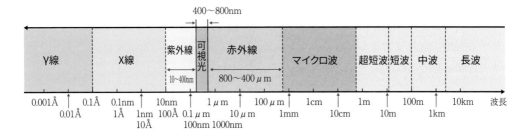

400〜800nm

| γ線 | X線 | 紫外線 | 可視光 | 赤外線 | マイクロ波 | 超短波 | 短波 | 中波 | 長波 |

10~400nm

800〜400μm

0.001Å　0.1Å　0.1nm　10nm　1μm　100μm　1cm　1m　100m　10km　波長
　0.01Å　　1Å　　1nm　100Å　0.1μm　10μm　1mm　10cm　10m　1km
　　　　　　　　　10nm　　　　　100nm　1000nm
　　　　　　　　　10Å

図4-20 電磁波の波長域

紫外線：皮膚の抵抗力を増し，微生物を殺し，ビタミンDの合成を促進する．そのほか．基礎代謝の亢こう進しん，血圧値の低下，血液成分の増加が認められている．しかし，日焼けの原因となり，強い紫外線を眼に受けると眼炎（雪眼炎）などの障害を起こす．

電離放射能：X線，α線，β線，γ線，電子線などは，ぶつかった分子を陽イオンと陰イオンに分ける電離作用をもつ．そのため，生物に有害である．医療に用いられる放射線も有害であるが，この場合は用いる利益と不利益を勘案して，利益が大きいので使われている．

表4-4 電離放射線の種類

線　種	起　源	影　響
α線	Heの原子核で＋2の電荷．ラジウム，プルトニウム，ウラニウムなどの特定の放射性原子の自然崩壊によって発生．	電離作用が強く，透過力は小さく，紙や数cmの空気層で止められる．内部被曝が問題．
β線	原子核（中性子）が崩壊する際に高速で放出される（陽）電子で±1価の電荷．	重い原子核にはほとんど影響しないが，軌道電子には電離作用や励起作用を起こす．エネルギーに応じた透過力で，透過は弱く，数mmのアルミ板や1cm程度のプラスチック板で遮蔽できる．内部被曝が問題．但し，制動放射によるX線の遮蔽も必要．
γ線 （X線）	原子核内のエネルギー準位と軌道電子の遷移によるものをそれぞれγ線，X線と呼ぶ．単にX線よりも高いエネルギー領域の電磁波をγ線と呼ぶこともある．	無電荷で，透過能力は高いが，電離作用は弱い．γ線は遮蔽には比重の重い物質（鉛，鉄，コンクリートなど）を使う．鉛（11.3 g/cm³）10 cmの厚さで約1/100〜1/1000に減衰する．γ線の持つ電離作用によりDNAを傷つけ，発がん作用などがある．
中性子線	ウラニウムやプルトニウムなどの核分裂により発生．	中性子そのものは無電荷で，細胞にほとんど損傷を与えない．中性子が水素の原子核（陽子）にぶつかると，陽子ははじきとばされて体内で電離し，障害を誘発する．同じ吸収線量であれば，γ線より重度の障害を引き起こす．

第4章

環境と人

　人が自然から受ける放射線量は，1年間で 2.4 mSv（ミリシーベルト）で，胃のX線集団検診で 0.65 mSv 程度である．高放射線線量による影響を**図 4-21** に示す．活発に細胞分裂する組織に対して影響が大きい．なお，一般人の線量限度は年間 + 1 mSv であり，職業人は5年間で 100 mSv である．

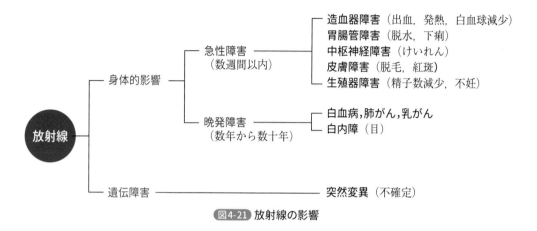

図4-21 放射線の影響

(5) 気象・季節と疾病

　気象病：ある種の病気の発生や症状の悪化が，特定の気象条件の下で起こることが知られている．これを気象病という．前線通過時の例を**表 4-5** に示す．また，フェーン現象によって偏頭痛，めまい，過敏，精神的抑うつ，自殺，犯罪が誘発されるという．逆転層は大気汚染を増大させる．

　病気の発生は季節にも影響される．気象条件が病原微生物を活発にしたり，人の防衛力を弱くする．人の死亡は一般に冬に多く，夏に少ない．このことは，暑さよりも寒さの方が体に厳しいことを示している．冬に多い疾病として，感冒，肺炎・気管支炎，下痢・腸炎，結核，脳卒中，腎臓炎などがあり，春には麻しん，夏には赤痢，日本脳炎などが多い．

表4-5 病気と前線通過との関係

病　　名	前　線		
	通過前	通過時	通過後
リウマチ性とう（疼）痛，はんこん（瘢痕）痛，骨折痛，感冒型顔面神経麻ひ，急性緑内障，気管支ぜんそく発作，心筋梗塞，急性心臓死，脳出血発作，胆石症発作，てんかん発作，全死亡		増強／増加／頻発	
感冒	増加		増加
喀血，血たん，肺結核症の死亡	増加	増加	増加
急性消化不良症	多発		
自家中毒症（アセトン血性嘔吐症）		増加	減少

注　日本生気象学会の資料より．

花粉症：花粉が吸入されると，体は抗体（Ig-E）を作る．この抗体は，粘膜や目の結膜にある肥満細胞や好塩基球に結合する．その状態で再び花粉が入ると抗体が反応し，肥満細胞や好塩基球からヒスタミンなどの伝達物質が遊離される．伝達物質は，粘膜にある知覚神経終末を刺激し，くしゃみや鼻水の症状を引き起こす．また，ヒスタミンは血管に作用し，鼻づまりの症状を起こす．こうしたアレルギー症状を花粉症といい，皮膚がかゆくなる場合もある．花粉症にかかりやすい人はアレルギー体質の人で，こうした体質は遺伝する．また，繰り返し暴露されると，抗体が多く作られるため，症状は進む．

花粉症の原因となる植物は多様で，スギ，ケヤキ，ブタクサ，イネなど非常に多い．近年の花粉症増加の原因は，杉林の増加・成熟によるアレルゲンの増加であるといわれているが，アレルギー体質の日本人が増えてきたためとも考えられる．つまり，生活方法（食物や住居など）にも原因がある．

花粉症状の緩和には，花粉を近づけない（マスク・メガネ・服装，うがい・鼻をかむ，洗髪，除草），生活環境の改善（室内への花粉侵入防止，清掃，入浴，適正な食事，ふとんの日干し・取り込みに注意）が有効である．

2 健康的な住まい（住環境）

健康的な住居であるための要件は，次のようである．

① **生理的な要件**：冷・暖房，換気，採光，照明，壁体，家屋の方位
② **生活的な要件**：適当な数の個室，室内・外の装飾，近隣との調和
③ **健康の保持**：給・排水（上・下水道），トイレ（水洗化，浄化槽），台所，浴場
④ **安全性の確保**：基礎構造・防火壁，電気・ガス設備，フェンス，手すり

わが国の平均居住室数，延べ床面積は，持家・借家ともに拡大してきた．2018年の1住宅当たりの平均延べ床面積は，持家で120 m²，借家で47 m²である．

全国の住宅数は，6241万戸（2018年）で，世帯数は5400万世帯であるから，住宅数が世帯数を上回っている．これは賃貸・売却用や劣悪住宅を含むためである．

住宅は20〜50年と長く使用するので，建築・購入にあたっては慎重さが求められる．また，時の経過とともに家族構成員や求める機能に変化が起きるので，それに対応できるような設計がよい．

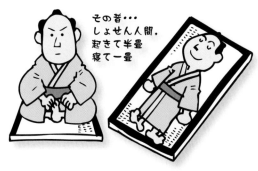

表4-6 誘導居住水準—国が定めた優良な居住基準

世帯人員	誘 導 居 住 水 準			
	一般型（戸建住宅）		都市住居型（共同住宅）	
	居住室面積	住戸専用面積	居住室面積	住戸専用面積
1人	27.5 m² （16.5 畳）	55 m²	20.0 m² （12.0 畳）	40 m²
2人	43.0 m² （26.0 畳）	75 m²	33.0 m² （20.0 畳）	55 m²
3人	58.5 m² （33.5 畳）	100 m²	46.0 m² （28.0 畳）	75 m²
4人	77.0 m² （47.0 畳）	125 m²	59.0 m² （36.0 畳）	95 m²
5人	89.5 m² （54.5 畳）	150 m²	69.0 m² （42.0 畳）	115 m²

注 1. 世帯人員 3 人以上の場合，夫婦と分離就寝すべき子供により構成される．高齢単身，高齢夫婦
  などの高齢者を含む場合は別の水準値あり.
 2. 居住室面積には，寝室，食事室，台所，居間，余暇室のみを含む.
 3. 住戸専用面積には，居住室に加えて，余暇室，トイレ，浴室，収納スペースなどを含むが，バルコニー
  は含まない.

(1) 家を造るなら

立地条件は，路面より高く，南向きで日当たりが良く，地盤が強固であり，閑静かつ環境汚染のない住宅専用地域が望ましい．なるべく南側を空地とし，空地面積は平家建てで 1/3，2 階建てで 2/5 を必要とする．基礎は堅固に，また防湿処理を施す．床高は 45 cm 以上で，保温・乾燥・防震に配慮する．天井は床上 2.5 m 以上とする．屋根と天井の間の空間は，屋根からの熱の伝導を防ぐ．

窓には採光・換気・室温調節の機能がある．採光面積は少なくとも床面積の 1/10 以上とし，1/5 ～ 1/7 程度が理想的である．採光面積が広過ぎると保温性を損ない，堅牢性に欠く，二重窓ガラスは保温・結露対策に有効である．南向きの窓による採光は夏に少なく，冬に多い利点があり，北向きでは通年平均した明るさが得られる．窓が高いほど室の奥まで明るく，天窓では側窓の約 3 倍の明るさになる．

省エネルギー化，取り扱い性，耐久性などの要求から，合成資材（ビニル壁紙，合板製フローリング），アルミサッシ，断熱材の使用が増し，住宅の高気密化が進んでいる．そのため，換気不足，シックハウス症候群，化学物質過敏症，ダニ，カビの発生などの問題が生じている．

また，身体障害者，老人などへ配慮したバリアーフリー住宅や太陽光発電，太陽熱温水器，雨水貯水槽などの環境に配慮した設備への関心が高まっている．

近年，住宅やビル・工場の建築に際し ZEH，ZEB（Net Zero Energy House/Building）を掲げることが見られるようになった．これは，"エネルギー収支ゼロ"を実現する建築物のことで，高い断熱性，省エネ照明や空調設備，再生可能エネルギー（太陽光・風力・水力など）生産によってエネルギー収支ゼロを目指している。

(2) 住まい方

室内空気の環境衛生上の管理基準を**表 4-7** に示す．こうした基準を目安に管理する．

暖房と冷房：室温 10 ℃以下では暖房を必要とする．暖房温度は 20 ℃程度，室内を均

等に温めるとともに暖房器具からのCO_2，CO，NO_2などによる健康影響がないように換気に心がける．冷房は28℃程度が健康面や省エネルギー面から好ましい．室内外の温度差が5℃を超え，室内外を頻繁に出入りするときに　自律神経調節失調症（冷房病）が発生する．冷房病の症状は，下痢，頭痛，脱力感，倦怠感などであるが，不定愁訴でもある．設定温度の見直し，吹き出し口の工夫，ひざ掛けなどの対策を必要とする．

表4-7 建築物室内空気環境衛生管理基準（2022年）

浮遊粉塵の量	0.15 mg/m³ 以下	相対湿度	40%〜70%
一酸化炭素の含有率	6 ppm 以下	気 流	0.5 m 毎秒以下
二酸化炭素の含有率	1000 ppm 以下（0.1%以下）	ホルムアルデヒド	0.1 mg/m³ 以下
温 度	18℃〜28℃		

　換 気：燃焼や呼吸などによって室内空気は汚染される．正常大気中のCO_2は0.03〜0.04%程度で，人の呼気中のCO_2は約4〜6%であるから，室内のCO_2濃度は人数と時間に比例して増加する．そこで，室内空気の汚染指標としてCO_2濃度が使用される．CO_2濃度は検知管法で測定する．

　換気回数は実際の換気量を室内容積で割ったもので，伝統的な和室での自然換気回数が3〜4回/hであるのに対し，気密性が高まった現代の住宅では0.2回程度である．したがって，気密性のよい室内で換気が不十分なまま燃焼すると，一酸化炭素（CO）が発生し，中毒を引き起こす．COが0.07%あると，CO－ヘモグロビンの割合は50%になり，死を招く．COは無色・無臭であり，五感では感知できない．

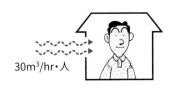
30m³/hr・人

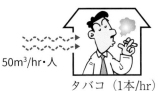
50m³/hr・人
タバコ（1本/hr）

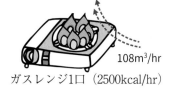
108m³/hr
ガスレンジ1口（2500kcal/hr）

図4-22 CO_2を0.1%以下に保つための必要換気量

　照 明：照明は昼光照明と人工照明に分けられる．昼光照明は太陽光線による直射日光と天空光に分けられる．明るさ（照度）はルクス（lx）の単位で表す．直射日光の照度は10×10^4 lx程度，晴天の天空光は$8 \times 10^4 \sim 14 \times 10^4$ lx，雨天では$0.7 \times 10^4 \sim 1 \times 10^4$ lxぐらいである．天空光と室内の一点との照度比 $\left(\dfrac{室内照度}{室外照度} \times 100 \right)$ を昼光率といい，昼光率が1%以上で良好な室内照明といえる．

　人工照明は，昼光照明に近い光色，取り扱いの容易さ，必要な照度，ちらつき，エネルギー効率，明暗の差，価格を考慮して選択する．照明法には直接照明と間接照明がある．不適切な照明は，仮性近視，眼精疲労などを引き起こす．室内の標準照度として表4-8がある．

表4-8 JIS 照度基準

領域	種類	照度*	領域	種類	照度*
事務所	設計・製図室，事務室	750	販売店	重要陳列部，レジスタ，包装台	750
	会議室，電子計算機室，守衛室	500		エレベータホール，エスカレータ	500
	食堂，受付，エレベーターホール	300		洗面所，便所	200
	トイレ，更衣室，書庫	200	飲食店	サンプルケース	750
工場	精密・印刷工場等できわめて細かい視作業	1500		食卓，調理室	500
	一般の製造工場で普通の視作業	500		客室，トイレ，洗面所	200
	倉庫内の事務	300	宿泊施設	フロント，事務室	750
	作業を伴う倉庫	200		厨房，会議室，客室机	500
学校	板書，美術工芸製作，図書閲覧，保健室，会議室，電算機質	500		宴会場，広間，トイレ，洗面所	200
	教室，体育館，教職員室，事務室	300		客室，浴室，廊下	100
	講堂，トイレ，ロッカー室	200	美容理髪店	結髪，毛染，セット	1000
	廊下，倉庫	100		調髪，着付	500
保険医療施設	視診，注射，調剤，検査等の作業	1000	住宅	手芸，裁縫	1000
	救急室，処置室，手術室	1000		勉強，読書	750
	診察室，一般・生理・病理検査室	500		調理台，VDT 作業	500
	事務室，医局，看護婦室，薬局	500		洗面，化粧，食卓	300

＊：維持照度で，ある面の平均照度を，使用期間中に下回らないように維持すべき値.　　　　(JIS Z9110：2010 より抜粋)

　　衛生動物・衛生害虫：衛生動物，衛生害虫は感染症を媒介するので，駆除する（表4-9）．各家庭での駆除に加えて，隣近所などと連携するとより効果的である．予防は発生場所をなくすことである．そのために食物となるものを放置せず，外部からの進入路をなくし，生活の場を奪う．

表4-9 衛生動物，衛生害虫と感染症

種類	感染症例
ネズミ	ペスト，ワイル病，つつが虫病，そこう病，サルモネラ中毒
ハエ	腸チフス，コレラ，赤痢，急性灰白髄炎，結核
蚊	日本脳炎，マラリア症，フィラリア症，デング熱，黄熱病
ゴキブリ	消化器系感染症
シラミ	発しんチフス，回帰熱
ノミ	ペスト

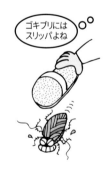

ゴキブリにはスリッパよね

3 衣服と健康

(1) 衣服の目的

　衣服には，保健衛生上の目的と容姿の美化，装飾など審美的・儀礼的なものがある．気温26 ℃以下では衣服による体温の調節が必要である．適切に衣服を着用すれば，皮膚と衣服の間に一定の衣服気候（気温32 ℃ ± 1 ℃，気湿50% ± 10%，気流25 cm/s ± 15 cm/s）を作り出し，快適である．必要以上の厚着は皮膚からの放熱を妨げて，健康上好ましくない．

(2) 衣服の材料

衣服材料には，目的に応じてさまざまな特性が要求される．

① **体温の調節**：必要な吸熱性，含気性，圧縮性，通気性，熱伝導性
② **身体の保護**：強靱性，弾力性，難燃性
③ **皮膚の清潔保持**：汚れやすく，汚れが落ちやすいこと
④ **生活活動**：軽量，伸縮性，軽快性，耐久性，染色性，利便性

(3) 衣服の安全性

　衣服には防虫，防菌，防災，柔軟，染色，樹脂加工などの処理が行われる．こうした処理薬剤による健康障害が発生する．ホルムアルデヒドなどによるかぶれ（接触皮膚炎）が代表的なものである．ホルムアルデヒドは，直接皮膚を刺激し，その部分が発赤，腫脹し，ときには小水泡を形成する．

　衣服など家庭用品安全対策として，「有害物質を含有する家庭用品の規制に関する法律」がある（規制基準は**付表5**）．この法律にもとづいて，都道府県と政令市は家庭用品の製造，輸入，販売業者に対し立入検査を行い，関係業者の実態調査や監視指導にあたる．

4 食の環境

　食は健康の保持増進に欠かせない．しかし，朝食の欠食，遅くなる夕食，孤食，肥満の増加，加工済み食品の利用，牛海綿状脳症（BSE），組換DNA技術応用食品など，豊かさの中にも食に関する問題がある．こうした問題の解消に「食育」活動，地産地消，スローフード，HACCP食品衛生管理，消費者と生産者の「顔の見える関係」などの事業が推進されている．

HACCP（ハサップ）とは
Hazard Analysis（危害分析）and Critical Control Points（重要管理点）の略で，食品等事業者自らが食中毒菌汚染や異物混入等の危害要因（ハザード）を把握した上で，原材料の入荷から製品の出荷に至る全工程の中で，それらの危害要因を除去又は低減させるために特に重要な工程を管理し，製品の安全性を確保しようする衛生管理の手法のこと．

(1) 栄養の確保

　食事摂取基準：食事摂取基準は，健康な個人または集団を対象として，国民の健康の維持・増進，エネルギー・栄養素欠乏症，生活習慣病，過剰摂取による健康障害の予防を目的として，エネルギー・栄養素の摂取量の基準を示すものである．食事摂取基準は，確率的な考え方に立って（**図4-23**），3つの目的からなる5つの指標がある（**表4-10**）.

　食事摂取基準は，性別，年齢階級別，生活活動強度別，妊産婦，授乳婦別に示される（**付表6**）．これは健康的な人を想定したものであり，個人に対しては，その人の健康・栄養状態，生活状況などを考慮することが必要である.

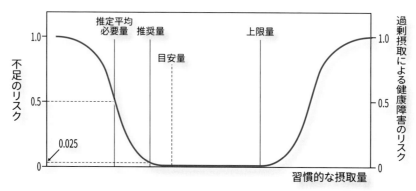

図4-23 食事摂取基準の指標の位置づけ

表4-10 食事摂取基準の指標（2020年度版）

目　的	指　標	解　説
摂取不足の回避	推定平均必要量（EAR）	半数の者が必要量を満たす量.
	推奨量（RDA）	ほとんどの者（97～98％）が充足している量で，原則的に推定平均必要量＋2SD.
	目安量（AI）	推定平均必要量と推奨量が設定できない場合に一定の栄養状態を維持するのに十分な量である．目安量以上を摂取している場合は不足のリスクはほとんどない.
過剰摂取による健康障害の回避	耐容上限量（UL）	十分な科学的根拠が得られない栄養素については設定しない.
生活習慣病の発症予防	目標量（DG）	生活習慣病の発症予防のために現在の日本人が当面の目標とすべき摂取量.

　国民健康・栄養調査：国レベルでの栄養状態を把握するために，国民健康・栄養調査が行われる．その結果は国民の食生活の基本資料となる．調査の結果から，平均のエネルギー，タンパク質，脂質，炭水化物，食塩，Ca，VA，VCなどほとんどの栄養摂取量は低下傾向ににある.

　近年は疾病予防の観点からメタボリックシンドローム（内臓脂肪症候群）に興味が集まっ

ている．特定健康診査受診者の内，メタボリックシンドロームが強く疑われる者（腹囲が男 85 cm 以上，女 90 cm 以上で，3 つの項目 [血中脂質，血圧，血糖] のうち 2 つ以上の項目に該当する者，図 4-24）と，予備軍と考えられる者を合わせると，40 歳以上で男性の 2 人に 1 人，女性の 5 人に 1 人が該当している．

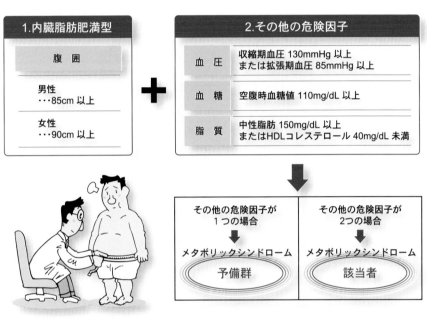

図4-24 メタボリックシンドロームの診断基準

---

column

4-4　年をとれば丸くなる?

　年齢が高くなると体つきは丸くなり，脂肪という資産が増える．この 20 年間で男性はより丸くなっているが，女性はスリム化している．自分の体型を知ってからダイエットしよう．無理なダイエット，不要なダイエットになっていませんか．

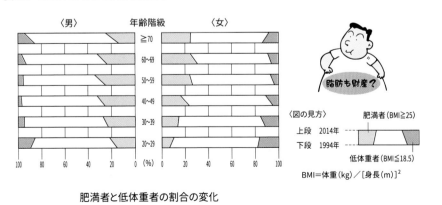

肥満者と低体重者の割合の変化

保健機能食品制度：人の健康にある種の効果を期待できると認められた食品（特定保健用食品：カルシウム，食物繊維，オリゴ糖等）およびその栄養成分が一定の基準を満たす食品（栄養機能食品；鉄，銅，各種ビタミン等）の表示に関る制度である．このほか，特に適正な使用が求められる病者，妊産婦，授乳婦，乳児，高齢者などに用いる食品（特別用途食品）の表示については，許可が必要である．

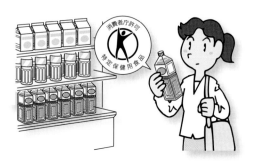

（2）食品の安全性

消費者が食品を購入するまでには，多くの手を経てきている（図4-25）．そのため，消費者に対して食品の安全性を確保する必要がある．食品による健康被害などを防止するため食品安全基本法（2003年），食品衛生法，健康増進法（2002年）などが制定されている．

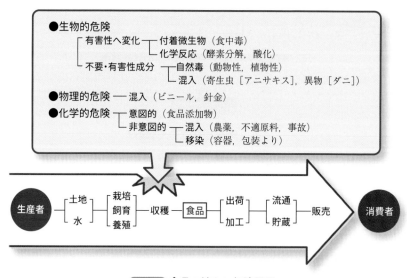

図4-25 食品の流れと危険因子

食中毒：年間の食中毒患者数は1〜2万人で推移している．通常夏期に多発するが，近年は冬季にも多い．原因食品がわかったのは発生件数の75%（2021年）である．病原物質がわかったのは発生件数の98%，その多くは細菌によるが，近年はアニサキス，ノロウイルスが増加している．代表的な食中毒を表4-11に示す．

表4-11 食中毒の種類

	特　徴	食　品	予　防
● 微生物：感染型／毒素型*			
サルモネラ属菌	感染源はネズミなどの保菌動物.致命率は低い（1%）.	肉，練製品，卵，あん，とうふ	低温保存.熱に弱い（60℃，15分）.
腸炎ビブリオ	分裂が早い.2次汚染あり.酢に弱い.7〜9月に多い.好塩性（3〜4%）.5℃で繁殖せず.	近海魚介類	熱に弱い.水洗が予防に有効.
病原性大腸菌	腸管非常在菌.乳幼児に多い.O-157は潜伏期4〜8日で，少量で感染する.	ハンバーガー，カイワレ大根，サラダ，すし	熱に弱い（75℃，15分）が，低温には強い.
ウエルシュ菌	嫌気性耐熱性芽胞形成.毒素（エンテロトキシン）産生するが胃内で無毒化.	タンパク性食品，めんつゆ	耐熱性
カンピロバクター・ジェジュニコリ	保菌動物による汚染.2次汚染あり.	（鳥）肉加工品，乳，水	熱に弱い（60℃，20分）.
エルシニア・エンテロコリチカ	保菌動物による汚染.潜伏期が長い（3〜7日）.	食肉	低温でも増殖，熱に弱い.
ナグビブリオ菌	コレラ菌と同様に腸管内繁殖して毒素産生.好塩性（1〜1.5%）	輸入魚介類，流行地の河川水に常在	
セレウス菌	芽胞形成菌.腸管内増殖して毒素産生.潜伏期8〜12時間.	土壌，水中	耐熱性
ブドウ球菌*	鼻，皮膚に常在する.食品取扱い者の手指の化膿巣.潜伏期が短い（1〜5時間）.毒素はエンテロトキシン.嘔吐が激しい.	にぎり飯，豆，魚肉製品	耐熱性（100℃，30分）.
ボツリヌス菌*	嫌気性菌.東北地方に多い.致命率が高い.毒素はエキソトキシン.	いずし，缶詰	毒素は熱分解性（80℃，30分）.
● ウイルス			
ノロウイルス	少量で感染する軽症な胃腸炎.潜伏期1〜2日.冬期に多い.	貝，人から人へ.	熱（85℃，1分）.塩素系消毒薬.
● 化学性			
動　物	フグ：毒素はテトロドトキシンで，耐熱性で卵巣，肝に多い.致命率が高い.		
	貝：アサリ（ベネルピン），イガイ，ホタテガイ，カキ		
植　物	キノコ：ムスカリン（ドクスギタケ，ベニテングタケ，イッポンシメジ），ルナトキシン（ツキヨタケ）…秋に多発.		
	じゃがいも：新芽，緑色の部分にソラニンを含む.		
	青酸・カビ毒：青梅，ビルマ豆，アオイ豆，五色豆		
化学品	食品添加物など：厚生大臣の許可が必要.ADI（1日摂取許容量）の設定.		

病原性大腸菌 O-157 は出血を伴う下痢に特徴がある.赤痢菌と同じ毒素（Vero 毒素）を出し，毒素は腎臓や脳に障害をあたえる.乳幼児・小児には特に注意を要する.

＊：毒素型.＊印ないものは感染型

第4章

環境と人

　細菌性食中毒の予防3原則は，1)菌をつけない，2)菌を増やさない，3)菌を殺す，である．

　生活での食中毒の予防ポイントを表4-12にまとめた．

表4-12 日常生活の中で気をつける食中毒予防のポイント

食品の購入	生鮮食品は新鮮なものを．賞味期限などの表示を確認して．肉汁や魚の水分が漏れないよう．冷凍品や冷蔵品は買物の最後に購入し，早く持ち帰る．
家庭での保存	すぐに冷凍や冷蔵．冷蔵庫に入れる量は7割程度（空間確保）．他の食品に肉汁などをかけない．冷蔵庫は5℃以下，冷凍庫は-18℃以下．
下準備	キッチン用品をよく洗い，熱湯または塩素系漂白剤で消毒する．生の肉・魚に使った器具を生食食品や調理の終わった食品には使わない．野菜はよく洗う．解凍は1回分だけを冷蔵庫や電子レンジの中で（室温解凍しない）．井戸水の水質に注意．
調理	中心部までの十分な加熱．
食事	清潔な手，器具，食器．温かく食べる料理は常に温かく（65℃以上），冷やして食べる食品は常に冷たく（10℃以下）する．調理前・後の食品を室温で長い時開放置しない．
残った食品	きれいな容器に保存する．冷蔵する場合は浅い容器に小分けして．温め直しは75℃を目安．時間が経った食品は捨てる．

食品中の化学物質：食品添加物，残留農薬，動物用医薬品，環境由来の化学物質などの食品中の化学物質は，1日摂取許容量（ADI）や耐容量（TDI）を超えないよう，必要に応じて規格基準が設定されている．

食品の加工や保存の目的で使用される食品添加物は，安全性と有効性が確認されたもののみの使用を認めている（**付表7**）．その指定・既存添加物数は472品目（2021年）である．天然香料を除き，天然・合成を問わず，指定なしに，製造・販売などはできない．

(3) 健全な食生活

生活環境の変化は食生活の場にも大きな影響を及ぼしている．こうした変化の要因とそれによって生じてきた問題点を**表4-13**に示す．忙しいこと，選択の幅が広がったこと，好みの多様化が要因であるともいえる．食事のありかたの要素は**図4-26**のように分類される．各家庭での食事のしかたに注意を払おう．特に幼少年期の食生活習慣は，発達・発育や生涯の食生活に大きな影響を与える．

表4-13 食生活の変化の要因と問題点

要　因	問　題　点
就業構造の多様化（共働き，単身赴任，出稼ぎ，地下階勤労，兼業，夜間専任，パートなど）	個人間・世帯間・地域間の食生活格差拡大・多様化
食生活の産業化・商業化（外食産業，食品産業，加工業，食材料調達業，そう菜・弁当業など）	献立・味覚の画一化，自主性減少，手作り食減少，味の濃厚化
食品の多様化（半加工食品，新製品，輸入食品，インスタント食品，冷凍食品など）	手作り食減少，味覚の画一化
生活・労働の構械化・電化（自家用車普及，家庭電化など）	消費エネルギー量減少，食欲の低下
世帯構造の変化（1人暮らし，2世代世帯，単身生活者など）	食生活の知恵・調理技能の家庭内伝承の断絶

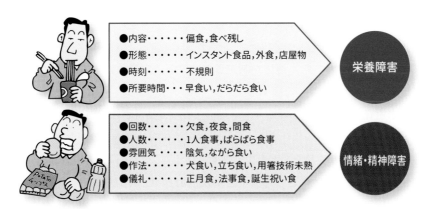

図4-26 食事のあり方と健康影響

(4) フードロス

　本来食べられるのに捨ててしまう食品をフードロスという．フードロスは減少傾向にあるが，全量で522万トン（2020年）に達すると推測される（**図4-27**）．これは，国民1人当たり年間41 Kgで，1人当たりの年間コメ消費量に相当する．フードロスは「もったいない」のみではなく，廃棄（焼却）費用，農地の荒廃など付随的な影響もある．我が国の食料自給率37%（2020年）や世界の食糧問題（世界の9人に1人が栄養不足）も視野に入れる必要がある．

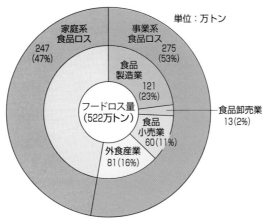

図4-27 フードロス量（2022年）　　　（資料：農林水産省「ろすのん」）

5 健康的な生活のための社会施設

　日常生活のためには，水道，下水道，し尿処理，ごみ処理が不可欠である．こうした処理の概要や施設の内容を知って，生活の方法を考えよう．

(1) 水　道

　水道水の供給：人の体に必要な水の量は約2 L/日・人である．しかし，家庭生活において使用する水は，約220 L/日・人である．家庭において使用される水の割合は，風呂

（40%），トイレ（21%），炊事（18%），洗濯（15%），洗面など（6%）である（東京都；2015年）．こうした需要を賄いかつ安全性を確保するため，［清浄にして豊富低てい廉れんな水の供給］を目的とした水道法が制定されている．水道法による水道は，給水人口101人以上に水を供給するものを指す．

わが国の水道普及率は約98%であり，市町村によって運営されている．水源は河川水・湖沼，伏流水，地下水などに依存する．良質な水源は少なくなってきており，地域によっては渇水し，また水道に異臭味などを生じさせている．

安全性：取水された水は緩速ろ過法（図4-28（a）），急速ろ過法（図4-28（b））により浄化され，塩素殺菌されたのち，給水される．水道水の安全性を確保するために水質基準が定められている（**付表8**）．このほかに水質管理目標設定項目（27項目）が設定されている．水質管理目標設定項目には農薬が含まれ，農薬については114種類の農薬のΣ（検出濃度／目標値）が1を超えないこととしている．水道業者は，水質基準の基本的な項目については水質検査を行わなければならない．

洗浄剤（トリクロロエチレン，テトラクロロエチレン）の混入，クリプトスポリジウムなどの塩素耐性原虫類が水道水から検出された事件のように水道原水が汚染される可能性は増加し，こうした基準項目は増加する傾向にある．

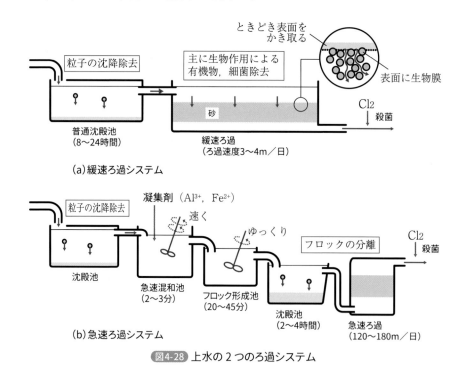

図4-28 上水の2つのろ過システム

殺　菌：水道法は，「給水栓における水が遊離残留塩素を0.1 mg/L以上（結合残留塩素の場合は0.4 mg/L）を保持するよう塩素消毒すること」と定めている．塩素を水に溶

かすと遊離残留塩素（HOCl）が生成し，消毒効果を現す．水中にアンモニアなどがあるとクロラミンが生成し，結合残留塩素とよばれる．

殺菌のための塩素添加が，水中の有機物と反応して，発がん性のあるトリハロメタンなどを生成することも問題となっている．

(2) 下水とし尿処理

下　水：下水道は生活排水を処理する上で優れた方法で，水質汚濁防止の観点からも必要である．しかし，わが国の下水道処理人口普及率（80.1％；2020年）は欧米（90％を超える国が多い）に比べて遅れている．

下水道には，排水と雨水をいっしょに下水道に流入させる合流式と，別々に処理する分流式がある．分流式はコストがかかるが，処理効率に優れているため，採用する都市が増えている．

下水の処理方式は，ほとんどが活性汚泥処理方式（図4-29）である．流入した汚水中の有機物は，活性汚泥（好気性の微生物を大量に含む汚泥）と吹き込まれる空気により急速に吸着・分解される．流入下水のBODは150〜200 mg/Lであり，排出基準は10 mg/Lであるから，除去効率は約95％である．窒素（N）とリン（P）の除去率は20〜60％と変動が大きく，BODと比較すると除去率は低い．下水処理水のN，P濃度は，富栄養化レベル（N = 1 mg/L，P = 0.1 mg/L）より高い．

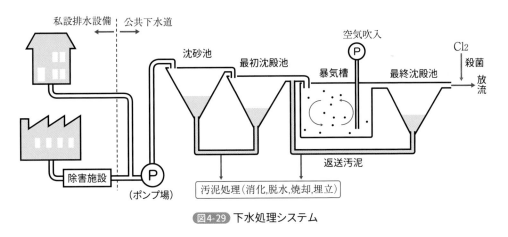

図4-29　下水処理システム

し　尿：人は1日約1.2Lのし尿を排出する．し尿には窒素（0.5〜0.6％），リン（0.1〜0.5％），カリウム（0.3％）が含まれ，肥料としての価値をもっている．しかし，化学肥料の普及などによりその価値は消滅した．

水洗化人口は95％に達しているが，19％は浄化槽によっている（図4-30）．浄化槽には，し尿のみを処理する単独処理浄化槽と，生活雑排水とともに処理する合併処理浄化槽がある（図4-31）．いずれも，ミニ下水道処理場のような処理を行う．

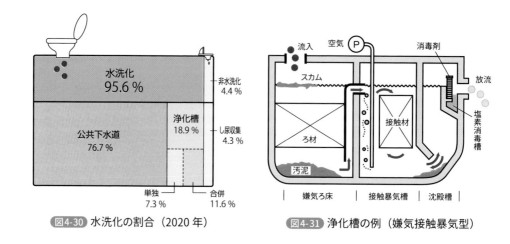

図4-30 水洗化の割合（2020年）　　　　　図4-31 浄化槽の例（嫌気接触暴気型）

これまでは，価格の安いし尿処理のみの単独処理浄化槽が多く設置されてきた．ところが，生活排水中の汚濁物質はし尿13g・BOD/日・人，雑排水30g・BOD/日・人であるため，水質汚濁の原因ともなった．そこで，合併処理浄化槽のみを設置の対象とした．浄化槽を設置している家庭は，専門の管理者に委託して，年数回の保守・点検と清掃を実施しなければならない．

(3) 廃棄物

　ゴミの量とゆくえ：事業活動によって生じる産業廃棄物は約4億トン/年，家庭生活などに伴って排出される一般廃棄物は4,167万トン/年（2020年）である．これは一般廃棄物で901g/人・日が排出されることになる．こうしたゴミは，資源回収や中間処理を経て最終処分されるが，最終処分の総量は年間で1,300万トンで，その内一般廃棄物は364万トン（79g/人・日）である（図4-32）．

　家庭ゴミは，資源回収や焼却場での有害物質の排出削減のために分別収集を行う場合が多い．都市ごみはその50％が水分があり，30〜40％が可燃分である．

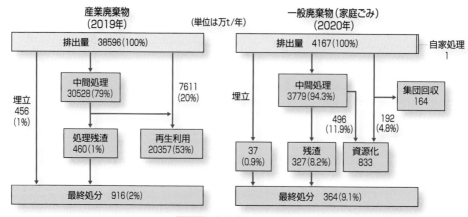

図4-32 廃棄物処理の状況

処理法：焼却処理は古くからの方法で，迅速，衛生的であり，減容化に優れている．規模に応じてバッチ炉と連続炉がある（図4-33）．

　　生ごみの埋め立て処理は簡便な方法ではあるが，地下水を汚染したり，悪臭・ハエ・ネズミなどの発生源となったり，不良地盤（陥没）となる可能性があるので計画的な管理のもとに行う必要がある．高速堆肥化は生ごみを発酵させて肥料（コンポスト）として再利用しようとするものであるが，異物混入，再利用の場所と時期などの難点を抱えている．

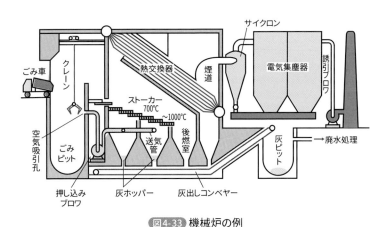

図4-33　機械炉の例

　　循環型社会の形成：ゴミ焼却によるダイオキシン類の発生，最終処分場の寿命問題，干潟の埋め立て問題，有害物質の国際越境など，大量生産・大量消費のつけに光が当てられるようになってきた．こうした廃棄物増加の圧力に対し，

　　「容器包装に係る分別収集及び再商品化の促進等に関する法律（**容器包装リサイクル法**）」，

　　「特定家庭用機器再商品化法（**家電リサイクル法**）」，

　　「建設工事に係る資材の再資源化等に関する法律（**建設リサイクル法**）」，

　　「食品循環資源の再生利用等の促進に関する法律（**食品リサイクル法**）」，

　　「使用済自動車の再資源化等に関する法律（**自動車リサイクル法**）」，

　　「資源の有効な利用の促進に関する法律（パソコン，充電式電池）」

などの各種リサイクル法が制定された．

　　容器包装リサイクル法は，びん・缶・紙容器・プラスチック容器等を対象に，1）消費者はゴミを分別して出す，2）市町村は分別収集して保管する，3）専門の業者が再商品化（リサイクル）し，これにかかる費用を製造・輸入業者が負担することを定めている．こうした事業が円滑に進めば，家庭ゴミの6割（容積比，重量比で2〜3割）を占める容器・包装がリサイクルされる．なお，アルミ缶・スチール缶・飲料用紙パックは本法の対象であるが，既に再生システムがあるため事業者による再商品化義務の対象ではない．家電リサイクル法もテレビ，エアコン（ビルトインタイプを除く），電気冷蔵庫，電気洗濯機の

4品目を対象に収集・再商品化などを行う．こうした商品は販売者が消費者から有料で引き取り，事業者が再商品化する．

　また，ビールびんや一升びんに導入されているデポジット制（容器などの持ち出しに預かり金を上乗せする）の適用範囲を広げることによって，ゴミの散乱を防止し，回収コストを抑えることもできる．さらに家庭ゴミの処理の有料化が図られている．

　食品リサイクル法は食品廃棄物を飼料・肥料，油脂，メタンなどに再利用するための仕組みを規定している．自動車リサイクル法は，新車購入時または最初の車検時に所有者がその費用を負担し，フロン，エアバッグ類，シュレッダーダストの引きとり，リサイクルを行う制度を規定している．

　こうしたリサイクル活動の充実に伴い，一般廃棄物の総資源化量はやや低下の傾向にあり，リサイクル率は向上している（図4-34）．

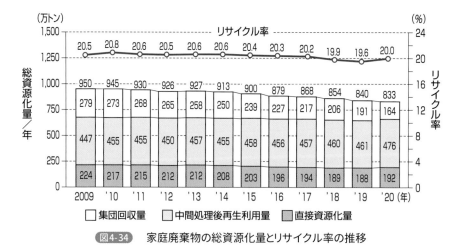

図4-34 家庭廃棄物の総資源化量とリサイクル率の推移

（資料：環境省「一般廃棄物処理実態調査」より）

第4章の問題

❶ あなたの生活の中で地球に優しくするためにできることを考えよう．

❷ あなたの家を設計しよう．そこでは，どんな生活が行われるだろう．

❸ あなたの食生活の採点表を作ろう．

❹ あなたの出しているゴミはどんなものがあるのか，それはどのようなルートで処理されるのだろうか．

❺ 漁民が山に木を植えるという．なぜだろう．

❻ 下水は河川に放流され，その水は再び下流の飲料水源になる．上流・下流の住民は何をすべきだろうか．

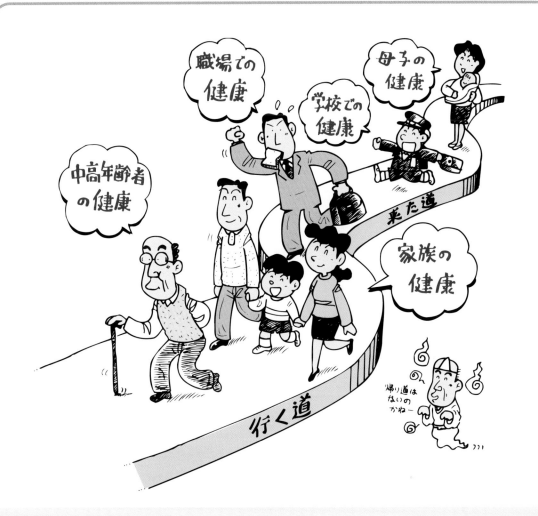

第5章
健 康 の 管 理

　「女は弱し，されど母は強し」—今や死語となりそうな言葉であるが，守るものを具体的にもった人間は強くなれる．バーゲンセールの母のたくましさを見よ．家族のために体を張って頑張る姿は，感動的だ．これも健康であればこそである．

　これまで学んだ公衆衛生学の基礎はこの応用編で少しは具体化される．本章では，生まれてから墓場までの健康を扱う．幽霊の健康状態は対象としない．といっても労働の世界や老人の世界はピンとこないかもしれない．いつか行く道なのではあるが．

　「結婚していない，するつもりがないのだから母子保健は必要でない」などと思ってはならない．いつ心変わりするかもしれないのだから．

1 ▷ 自分の体の状態を知る

　手入れのいい車と悪い車では持ちが違う．人の体と心も整備することによって長く健康を保つことができる．しかし，体は車のように部品を換えるわけにはいかない．故障を起こさないようにと祈るだけでなく，持てる力が十分に発揮できるようにと日頃の管理に気を配ろう．体は一生ものだから．

1 健康診査を受ける意義

　疾病の発生がはっきり自覚できるとは限らないし，自覚したときには遅すぎることもある．そのため健康診査が健康管理上重要な役割を担うことになる．車でさえ2年おきに車検があるのだから．定期に診査を行って体の状態を正しくつかむことは，個人のみならず社会的な予防という観点からも重要である．一般的な健康診査の項目とその意味について付表9にまとめた．

2 スクリーニング

　健康診査の多くは健常者と患者のふるい分け（スクリーニング）のための検査である．スクリーニングには，多数の人を短時間に検査する，用いる検査法に限りがあるという制約がある．このため，検査によって健常者と異常者を完全に区別することはできない（図5-1）．健常者を異常者と判定すること（偽陽性）と，異常者を健常者と判定すること（偽陰性）のまちがいは，確率的に発生する．検査値による健常・異常の境界線引きは，まちがいの重大性や確率の高さを考えて設定される．スクリーニング検査で異常が発見された場合は，精密健康診断を受ける．

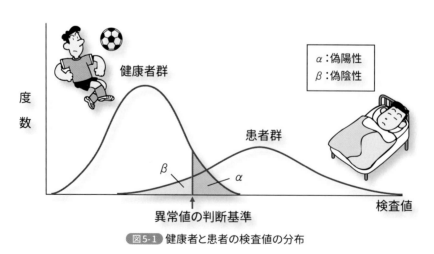

図5-1 健康者と患者の検査値の分布

2▷ 母と子の保健

母と子は肉体的，精神的，社会的に強いつながりをもっている．また，健全な子を育てるためには，健全な母体が必要である．この母と子の健康をともに対象とするのが母子保健である．

1 日本の母子保健の動向

母子保健の水準には，出生，乳児死亡，新生児死亡，周産期死亡，死産，妊産婦死亡，児童死亡，乳幼児の身体発育値などの指標が用いられる．

① **出生**：わが国の出生率は低下傾向にあり，合計特殊出生率は欧米諸国と比較しても低い．

　ほとんどの出産は施設内で行われる．出生児の平均体重は男 3.05 kg，女 2.96 kg（2020 年）で，近年やや低下傾向にある．低体重児（2.5 kg 未満）の割合は，男 8.2%，女 10.3%で，やや上昇傾向にある．

② **乳児死亡**：わが国の乳児死亡率，周産期死亡率は，戦後低下した（**図 5-2**）．これは，医学・公衆衛生・生活などの向上に負うところが大きい．また近年の乳児死亡率の改善は，早期新生児死亡の改善によるところが大きい．早期新生児死亡は先天的な要因によることが多く，新生児以降は細菌感染や不慮の事故など後天的な原因による死亡が多くなる．

　わが国の乳児死亡率，新生児死亡率，周産期死亡率は，欧米諸国と比較して低い．

第 5 章

健康の管理

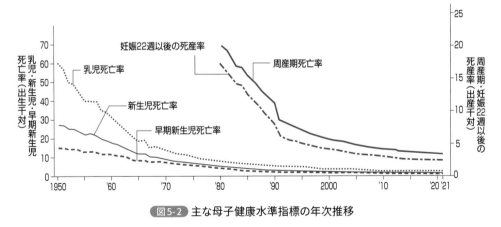

図 5-2 主な母子健康水準指標の年次推移

③ **死産**：妊娠満 12 週以降で，胎児の生きているときに人工処置を施して死産となる場合を人工死産，それ以外を自然死産という．人工死産，自然死産ともに減少傾向にあり，近年は人工死産が自然死産を上回る．自然死産率は 25 〜 29 歳の母の世代にもっとも低い．

一方，母体保護法では人工妊娠中絶を認めている（妊娠満22週未満）．中絶数（14.1万人：2020年）は減少傾向にあるとはいえ，出生数（81万人）と比べて無視できる数ではない．

④ **妊産婦死亡**：妊産婦死亡数は少ないため（23人：2020年），少しの増減が妊産婦死亡率に影響する．妊産婦死亡率は減少傾向にあり，欧米諸国と同じレベルにある．

⑤ **乳幼児の体位**：厚生労働省は1950年以来10年ごとに乳幼児の身体発育調査を実施し，その推移を観察するとともに母子健康手帳に取り入れている．戦後一貫して向上しつづけてきた乳幼児の体位は，近年低下傾向になりつつある．

2 発達期における保健

母親の保育態度は，子の成長・発育に大きく影響する．子の発達段階に応じた適切な対応が望まれる．

（1）乳児期

乳児期は一生の中で発育・発達のもっとも盛んな時期であり，だれかの世話を受けなければ生きてゆくことができない．したがってこの時期の健康管理には細心の注意が求められる．

乳児期は病気にかかりやすく，また大人とは違った症状を示すことが多い．例えば，下痢や嘔吐によって脱水状態が現れやすく，ときには生命をおびやかされる．炎天下の車内におかれた乳幼児が死亡するのも，脱水による．体温，便，皮膚，顔つき，泣き声などの全身状態をよく観察し，異常と思われるときは早めに医師の診察を受けるようにする．

すべてのほ乳動物は母乳で育つ．母乳はその子にとってもっとも良いように仕組まれているはずで，人も例外ではない．母乳育児は免疫学的，栄養学的な面ばかりでなく，母と子の肌のふれあい（スキンシップ）を通して，心豊かな子を育てる．近年，母乳の良さが理解され，母乳栄養＋混合栄養の割合がやや上昇してきた．1ヵ月時における母乳のみは51％（2015年），混合栄養は45％である．

また，乳児は環境の影響を強く受けやすい．環境汚染だけでなく，狭い住居，高層化，少ない遊び場なども精神・身体の発達や健康に影響する．

（2）幼児期

生後1年から小学校入学までの間を幼児期という．この時期は精神・運動機能の発達が著しく，また生活習慣が作られる．幼児の生活の中心は遊びであり，戸外で子供同士の遊びを十分にさせることが肝要である．

幼児期の死亡の1位は先天奇形等であるが，上位に不慮の事故（図2-9）があり，死に至らない事故はその100～150倍あるといわれる．安全な環境を整備すること，「していいこと」と「していけないこと」の区別を明確に教えることが大切である．

(3) 思春期

　思春期は，将来の母性機能の基礎づくりとして重要な時期であり，健康に対してより関心をもつことが求められる．

3　母子保健の総合施策

　わが国の母子保健対策は，母子保健法にもとづき，結婚前，妊娠，分娩，乳幼児期を通して一貫した体系のもとに総合的にすすめられる（**図5-3**），行政サービスの主体は，市町村である．

　妊娠した者は妊娠の届け出をし，これに対して母子健康手帳が交付される．母子健康手帳には，記録（医学的記録・保護者などの記録）と情報（行政，保健・育児情報）が書かれている．これによって，母子の健康状態を確認するとともに，子どもの発育・発達を自発的に観察・記録することができる．

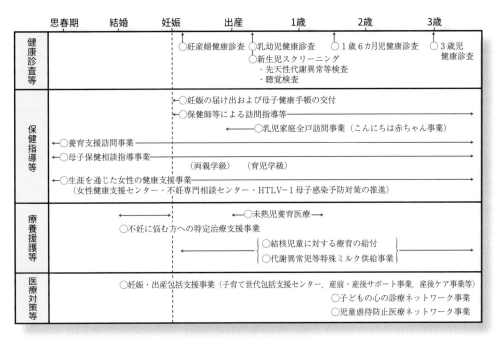

図5-3　主な母子保健施策

妊婦や出生児は健康診査を受ける．妊娠中毒症，貧血は胎児の発育に影響し，母体も弱める．B型肝炎の垂直感染を防止するための妊婦のHBs抗原検査，ヒトT細胞白血病ウイルス1型（HTLV-1抗体検査），性器クラミジア検査なども行われる．出生後には先天性代謝異常などの検査（先天性副腎過形成症，クレチン症やタンデムマス法による検査など）が行われる．こうした健康診査によって，体のみならず精神的・情緒的発達に関する異常の発見にも努める．また，感染症にかかりやすいため，予防接種を受ける（**図3-9**）．保健指導は婚前学級から育児相談，訪問指導まで幅広く行われる．

3▷ 学校生活における保健

　教育は知・徳・体の調和のとれた人格の完成を目指して行われる．そして，「健康・安全で，幸福な生活のために必要な習慣を養い，身体諸機能の調和的発達を図ること」が，学校における教育目的の１つである．そのために学校で行われる活動が学校保健である．

　学校保健は教育活動そのものであることが特徴的であり，学校教育法や学校保健安全法などにもとづいて実施される．対象は，幼児（幼稚園），児童（小学校），生徒（中学校，高等学校など），学生（大学など）と教職員である．

1 学校保健の運営

　学校保健行政は，文部科学省―都道府県（教育委員会，知事部局［私立］）―市町村（教育委員会）の系列で組織化されている．

　学校保健に携わる医療的専門職員に，教育委員会の学校保健技師，各学校の学校医，学校歯科医，学校薬剤師がある．学内での保健活動は学校長の責任であるが，実施に当たっては教育的専門職員（保健主事，養護教諭，一般教諭）の協力を得る．また，保健室には基準に適合した設備・備品が整えられる．

　学校保健活動は学校保健安全計画にもとづいて行われ，この計画立案のためにも学校保健委員会が組織される．委員会は学校保健に関連する医療的専門職員，教育的専門職員，保健所，PTA 代表などで構成される．

2 学校保健の内容とその特徴

　学校保健は発育途上にある児童生徒などが対象であるため，一般地域や職場の保健活動と異なった特徴を有している（表 5-1）．

　学校保健には，教育的側面，管理的側面，それらを支える組織活動がある（図 5-4）．児童生徒は，学習指導要領にもとづいて，健康の保持増進に必要な知識を系統的に学ぶ．また，これによって得た知識を生活で実践できるように，体験して習慣づける．

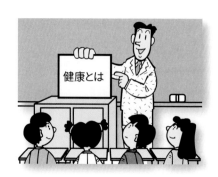

表5-1 学校保健の特徴

（1）対象メンバーの特性
　❶ 同年齢，同知識レベルの集団で，それらが成長・発達途上にある．
　❷ 健康を実感として捉えにくいが，単純な活動でも効果を上げやすい．
　❸ 生涯にわたる健康生活の基礎を養うのに適している．
　❹ 疾病の流行が起きると，まん延しやすい．

（2）教育の場としての特性
　❶ すべてが教育的配慮にもとづいて行われる．
　❷ 全員が教育を受けることを目的とした集団である．
　　（組織的，系統的，計画的，継続的な教育の場である）
　❸ 基準的にそろった施設，設備の環境の中にある．
　❹ 法規にもとづき，教育課程に従った指導がなされる．
　❺ 国の定めた教員資格を有する者が教育の主体である．

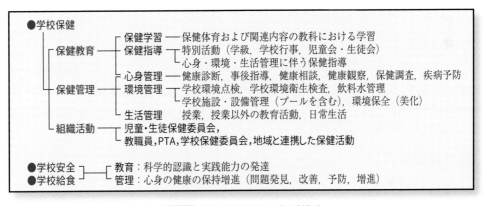

図5-4 学校保健活動の領域構造

3 保健（健康）管理の方法

（1）心身管理

　健康診断：健康診断には，就学時の健康診断，定期・臨時の健康診断がある．

　就学時の健康診断は，市町村教育委員会によって就学3ヵ月前までに実施される．その結果に応じて，治療の勧告，保健上必要な助言，就学義務の猶予・免除，特殊学校への就学指導などが行われる．

　児童生徒らの定期健康診断は毎年6月末までに実施され，本人や保護者に結果を通知する．診断結果にもとづいて適切な事後措置がとられる．なお，実施に際して保健所と連絡がとられる．教職員の健康診断は，児童生徒に準じて，学校の設置者によって行われる．

　健康相談など：健康相談は健康診断や教諭の日常的な観察の結果あるいは本人・保護者の申し出によって学校医により行われる．近年は，養護教諭や一般教諭を中心とした教育カウンセリング的な相談も重視されている．特に心身症を含む精神保健関連の相談の必要性が高まり，専門の相談員の配置，保健管理センターの設置などが行われている．

　感染症予防：学校は児童生徒らが集団生活をすることから，感染症が流行しやすい．そこで，学校保健安全法施行規則などにより学校で流行しやすい病気を定め（**表 5-2**），類型に応じた予防や発生時の対策（出席停止・臨時休業など）を講じている．

表5-2 学校において予防すべき感染症（2020年）

第一種	「感染症の予防及び感染症の患者に対する医療に関する法律」の1類・2類感染症（重症急性呼吸器症候群，痘そう，南米出血熱，ジフテリア，ペスト，エボラ出血熱，クリミア・コンゴ出血病，マールブルグ病，ラッサ熱，急性灰白髄炎，中東呼吸器症候群，特定鳥インフルエンザ，新型インフルエンザ等感染症，指定感染症，新感染症）
第二種	飛沫感染するもので，児童生徒など罹患が多く，学校において流行を広げる可能性が高い伝染病（インフルエンザ，百日せき，麻しん，流行性耳下腺炎，風しん，水痘，咽頭結膜熱，結核，髄膜炎菌性髄膜炎）
第三種	学校教育活動を通じ，学校において流行を広げる可能性がある伝染病（コレラ，細菌性赤痢，腸管出血性大腸菌感染症，腸チフス，パラチフス，流行性角結膜炎，急性出血性結膜炎，その他の感染病）

(2) 環境管理

　学校内の施設・備品（教室，運動場，飲料水，プール，手洗い場，便所，給食施設など）や教室内環境（温度，換気，騒音，照明，黒板など）とそれらの管理は学校保健安全法と「学校環境衛生基準」によって定められており，日常点検や定期環境検査が義務づけられている．

4 学校給食

　学校給食は単なる食事のサービスではなく，教育活動の一環として食育の推進を図ることを目的として行われる．学校給食法による目標は，大略下記のようである．

① 適切な栄養の摂取による健康の保持増進を図る．

② 日常生活における食事について，正しい理解を深め，健全な食生活を営むことができる判断力を培い，及び望ましい食習慣を養う．

③ 学校生活を豊かにし，明るい社交性及び協同の精神を養う．

④ 食生活が自然の恩恵の上に成り立つものであることについての理解を深め，生命及び自然を尊重する精神並びに環境の保全に寄与する態度を養う．

⑤ 食生活が食にかかわる人々の様々な活動に支えられていることについての理解を深め，勤労を重んずる態度を養う．

⑥ 我が国や各地域の優れた伝統的な食文化についての理解を深める．

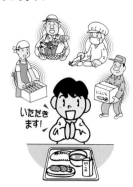

⑦ 食料の生産，流通及び消費について，正しい理解に導く．

　給食の普及率を児童生徒数でみると，小学校99％，中学校83％（2018年）である．

5 学校生活の安全の確保

　学校安全活動は，環境の安全に配慮する安全管理と，児童生徒らが自ら事故を回避できる能力と実践を促す安全教育とからなる.

　5〜19歳の死亡の多くは自殺，悪性新生物，不慮の事故による．一方，学校管理下での死亡は44件（2020年）であるが，その内突然死（19件）がもっとも多い．学童期の学校管理下の事故で災害を被った者への共済給付が，日本スポーツ振興センターで行われている.

6 児童生徒の体格・体力・健康度

　児童生徒の体格は，戦後伸びを示してきたが，近年は横ばいになってきた．一方，体力は全体的には向上したが，種目によっては低下したものもある（**図 5-5**）.

　学校における健康診断によって発見された主な疾病・異常者の割合は**付表 10**に示す.虫歯被患率は減少傾向にあり，視力は低下傾向にある.

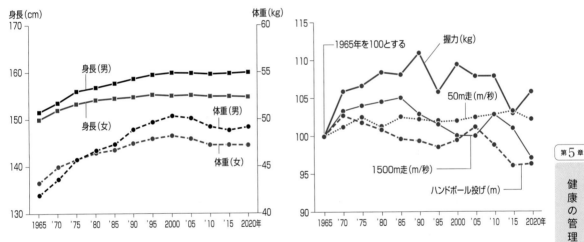

図5-5 13 歳の体格と男子の体力・運動能力テストの結果

（資料：スポーツ庁「体力・運動能力調査結果」より）

4▷ 職場における保健

　「勤労に起因する疾病や障害を防止し，勤労者の健康・安全を保持増進させて作業能率を向上させること」を目的として行われる活動が勤労者保健（労働保健）である.

1 労働に伴う疲労

疲労は，「精神的・肉体的な作業能率や作業量の低下する状態で，特に器質的変化を伴わない回復可能な機能低下の状態」をいう．いわば，作業を続行すると健康への影響がでるという黄信号といえる．こうした疲労は，疾病の発生原因にもなる（表5-3）．どんな労働でも疲労は生じるから，全く疲労がないようにすることは意味がない．しかし，疲労しにくいようにあるいは病的状態にならないようにすることは必要である．勤労による疲労には管理対策（労働条件・環境の改善，適正配置など）があり，勤労者の私生活による疲労には，栄養，睡眠，休養など勤労者自身が行う対応がある．

表5-3 疲労の原因・種類・症状

原 因	a．人的要因……性別，年齢，体力，熟練度，適性など b．作業要因……強度，密度，時間など c．環境要因……高熱職場，換気不良，非能率的配置など
種 類	a．肉体的疲労（筋肉疲労） b．精神的疲労（頭脳疲労）
症 状	a．急性疲労（一過性疲労）……作業能率の低下，反応の鈍化など b．慢性疲労（蓄積疲労）……体重の減少，諸器官の機能低下など
測定法	a．自覚症状調査法……アンケート調査 b．生化学的調査法……尿中成分，血液成分など c．生理学的調査法……膝蓋腱反射，フリッカー値など d．精神・心理学的調査法……クレペリン連続加算法など

2 労働にかかわる災害

勤労者が仕事中に身体的傷害を受けることを労働災害という．労働災害による死者・負傷者数は，交通災害に次いで大きく，その社会的・経済的影響は大きい（表5-4）．

表5-4 労働災害・交通事故・火災による死亡・負傷者（単位：千人）

種 別	1985年	1990年	1995年	2000年	2005年	2010年	2015年	2021年
労働災害	257	210	167	134	210	108	116	150
交通事故	691	802	933	1,165	1,164	901	670	364
火 災	9	9	10	10	11	9	8	6.8

（資料：厚生労働省，警察庁，消防庁統計資料より）

労働災害の実態は，件数率，度数率，強度率などの指標を用いて示す（表5-5）．労働災害の度数率等は低下傾向にある（図5-6）が，産業によって差がある．産業別の死傷率が高いものは，鉱業，林業，漁業といった一次産業に多い．

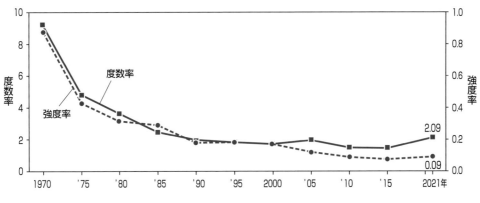

表5-5 労働災害指標

(1) 度数率 $= \dfrac{労働災害による死傷者数}{延べ実労働時間数} \times 1{,}000{,}000$

(2) 強度率 $= \dfrac{労働損失日数}{延べ実労働時間数} \times 1{,}000$　　死亡の労働損失日数は 7,500 日とする.

度数率は災害発生の頻度，強度率は災害の重篤度を示す.

図5-6 労働災害の推移（労働災害動向調査より；従業員 100 人以上）

3 特定の職業に発生しやすい疾病

特定の職務に従事することによって特有の健康障害を引き起こすものを職業病という．職業病の原因は**表5-6**のように分類される．主な職業病を**表5-7**に示す．

職業病の一般的な予防法を以下に示す．

① 勤労者の適正配置（不適格者の排除）

② 早期発見と早期治療（健康管理）

③ 作業環境の改善…換気，排気，発振防止など

④ 保護具の着装（暴露レベルの低減，暴露時間の短縮）

⑤ 作業工程の改良…技術の変更，工具の改良，機械化，自動化など

⑥ 作業条件の改善…暴露時間の短縮，配置換えなど

⑦ 衛生施設の充実…入浴，手洗い，うがい，休憩室など

⑧ 有害物質の取り扱い法順守

楽で給料が良くて，休みが多い適正配置はないかね〜．

表5-6 職業病の原因

(1) 作業環境に起因するもの
　　a. 物理的要因—温熱条件の異常，気圧の異常，酸素欠乏，紫外線，赤外線，電離放射線，騒音，振動，粉塵など
　　b. 化学的要因—有害ガス，金属，有機溶剤その他の有害物質など
　　c. 生物学的要因—病原生物，病原微生物など
(2) 作業方法に起因するもの—作業姿勢の不適，連続作業など
(3) 作業条件に起因するもの—労働過重，不規則職務など

表5-7 主な職業病

原　因	発生職場	症　状　な　ど
高　温	製鉄，ガラス製造，ボイラー作業	熱中症：うつ熱症（体温調節機能障害），熱虚脱症（末梢血管機能障害），熱けいれん症（水分・塩分不足，老廃物の蓄積），冷やす，食塩・VC・VB の投与
減　圧	潜函作業，海産物の採集	皮膚のかゆみ，関節痛，吐き気，呼吸困難，メニエル症候群．減圧時の規制，不適格者（肥満者など）の排除
紫外線	電気溶接作業	電光性眼炎：眼疼痛，流涙，視力障害
赤外線	炉前作業，ガラス製造作業	白内障，眼がかすむ，視力障害
マイクロ波	熱接着，電子レンジ工場	白内障，加熱障害
レーザー光	通信，素材加工	白内障，網膜損傷，やけど，熱凝固，壊死
電離放射線	医療診断・治療，原子炉，探傷検査	血液障害（貧血，白血球減少），眼障害（白内障），不妊，潰瘍，がん．測定：フィルムバッジ，ポケット線量計
騒　音	破砕・板金・研磨・切断作業	耳鳴，めまい，聴力低下（オージオメータ；C_5dip）
震　動	はつり，研磨・切断作業	レイノー現象，手指の蒼白，しびれ，疼痛，関節・骨障害．早期発見：寒冷負荷試験
粉じん	石材加工，鋳物作業，陶磁器製造	じん肺症（けい肺：遊離ケイ酸，石綿肺：アスベスト）；呼吸困難，心悸亢進，せき，たん．検査：肺機能・結核検査
金　属	精錬，加工，溶接	鉛（貧血，尿検査［コプロポルフィリン，δ-アルノレブリン酸］），水銀（歯肉炎，頭痛，運動失調），クロム（接触性皮膚炎，鼻中隔穿孔，肺がん），カドミウム（腎機能障害［低分子タンパク尿］），マンガン（肺炎，仮面様顔貌，振戦），亜鉛（金属熱［金属ヒューム熱］）
重激業務	重量物運搬作業，重筋作業	腰痛，脱腸，下肢しびれ，筋肉・関節痛
酸素欠乏	タンク・食料品貯蔵庫内作業	頭痛，めまい，はきけ，呼吸困難，チアノーゼ，けいれん．禁単独作業，連鎖的な事故発生防止
反復使用	キーパンチャー，レジスタ	頸肩腕障害：上肢の筋肉痛，肩こり，知覚異常，しびれ休息，作業条件の改善
有機溶剤	ベンゼン：血液障害（貧血，尿中フェノール） トルエン：依存性あり，（尿中馬尿酸） トリクロロエチレン・テトラクロロエチレン：肝障害，頭痛，めまい（貧血，尿中トリクロロ酢酸，総三塩化物）	
発がん物質	膀胱がん：ベンチジン，β-ナフチルアミン，4-アミノジフェニール 肺がん：ヒ素，クロム，ニッケル，アスベスト，タール，ベリリウム，ベンゾトリクロライド 中皮腫：アスベスト 鼻腔・副鼻腔がん：クロム，ニッケル 肝・血管肉腫：塩化ビニルモノマー 皮膚がん：タール，ヒ素，紫外線，放射線	

4 勤労者の健康を守る管理体制

　勤労者の保健管理は**図5-7**に示す体系が確立されており，労働安全衛生法などにもとづいた監督・指導がなされている．なお，中小企業の勤労者，農業従事者，自営業，家内工業や内職に従事する人は，地域保健の中で管理される．

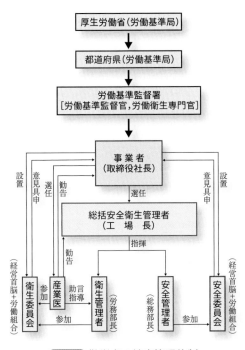

図5-7 勤労者の健康管理体制

　勤労者が50人以上の事業所では産業医・衛生管理者の選任，100人以上で（安全）衛生委員会の設置，有害業務で500人以上または一般業務で1,000人以上は専属の産業医の選任．
　総括安全衛生管理者は，事業種によって選任基準が異なり，林業・鉱業では100人以上で選任しなければならない．作業主任者は有害作業場での選任が義務づけられている．この他，作業環境測定士や労働衛生コンサルタントなどが制度化されている．

5 勤労者保健の現場対策

　職場から不安・有害な要因を除去し，勤労者の健康の保持増進を図るために管理体制の整備と健康・安全教育が必要である．

(1) 作業環境管理

　主に衛生管理者が担当し，日常的に現場を巡回して，整理・整とん，環境・設備の安全点検を繰り返す．また，環境測定を行って現場の実態を把握する．特に有害作業職場では作業環境測定士による定期的な環境測定が義務づけられている．作業環境で取り扱われる多くの化学物質について許容濃度が設定されている．

　有害物質取扱職場では，①製造方法や作業工程を変更して，有害物質を使用しない．②毒性の低いものを代替使用する．③発生源の密閉化や自動化により，有害物質との隔離・遮断を図る．④発生箇所での局所的排出や全体的排出を図る，などの方法をとる．

（2）作業管理

作業管理は，作業のやり方を適切に保ち，作業環境の悪化と作業者への影響を少なくすることである．人の生理・生態，機能的特性を考慮して作業の進め方を考える．

① **作業強度**：RMR $\left(\dfrac{活動時代謝エネルギー－安静時代謝エネルギー}{基礎代謝量}\right)$ で評価される．

連続作業時間を短縮して，短時間の休憩をはさむ．

② **作業速度**：早すぎても遅すぎても疲労しやすく，効率も悪い．熟練度を考慮し，作業にもっとも適した速度を選ぶ．

③ **作業時間**：作業強度や反復連続作業などを考慮に入れて，連続作業時間を決定する．

④ **作業姿勢**：疲労や作業効率に影響を及ぼす．不自然な姿勢を長時間連続させない．

⑤ **作業形態**：夜勤，交代制勤務，残業，不規則勤務などの勤務状態は人の生理に反し，生活パターンを乱す．休日や休憩の確保，早期の配置換えなどを考慮する．

⑥ 個人保護具を使用する．

（3）健康管理

適正配置：職務が不適当であると能率の低下や，ミスや事故の増加，遅刻，欠勤，ノイローゼなど種々の職場不適応症状を示す．それぞれの知識・技能・性格などを考慮して，もっとも適した職場に配置する．

健康診断：健康診断には**図**5-8 に示すような種類がある．特殊健康診断は有害因子にさらされる業務に従事する勤労者の健康を確保するための特別な項目による健康診断で，**図**5-8 の規則などにより実施が義務づけられている．さらに，いくつかの有害業務についても特別な項目の検査が行政指導されている．こうした健康診断の結果，異常が認められた者は精密検診を受ける．診断が確定したのち，症状に応じた管理区分に分けられ，事後措置が図られる．事後措置には，措置不要，追跡検診，就業制限，就業禁止，要療養がある．

● 一般健康診断
①採用時健康診断
②定期健康診断
③特定業務従事者健康診断（14業務）
④海外派遣労働者健康診断
⑤給食従業員の検便

● 特殊健康診断
①法令によるもの（8業務）
②通達で示されているもの（30業務）
　振動，腰痛，騒音，VDT（コンピュータ画面表示機器）など

法令による特殊健康診断
・じん肺（じん肺法）
・有機溶剤（有機溶剤中毒予防規則）
・鉛（鉛中毒予防規則）
・四アルキル鉛（四アルキル鉛中毒予防規則）
・特定化学物質（特定化学物質等障害予防規則）
・高気圧（高気圧作業安全衛生規則）
・電離放射線（電離放射線障害防止規則）
・石綿（石綿障害予防規則）

図5-8 職場での健康診断の種類

健康管理手帳：発がん物質の取り扱いなどの有害業務に従事し，離職後にもその影響が現れる恐れのある作業者に，離職時に交付される．公費で特定健康診断を受けることができる．

　勤労者の人的特性と保護：婦人勤労者には母性保護の見地から，保護規定や制限規定が設けられている．しかし，男女雇用機会均等法により，女子の保護・制定規定が緩和された．年少勤労者には望ましい身体発達と教育の機会確保が配慮されている．中高年者，身体障害者には，身体機能に適合した職務に配置するなど特別の配慮が必要である．

(4) 健康・安全教育

　勤労者自身が自主的に安全で衛生的な行動をするために，その職務によって生じる危険性について教育される必要がある．教育は雇用時と作業内容変更時に行われるが，現場での教育や再教育は効果が高い．また，労使間と勤労者同士の信頼関係と連帯感を深めることは，職場での人間関係をよくし，労働意欲の高揚につながり，生産性の向上が望める．

5▷ 中高年齢者の保健

1 老化がもたらす疾病

　生体機能は成熟後に徐々に衰える（図5-9）．この老化は避けられないが，個人や機能の進行度には差がある．老化によって細胞数の減少や基礎代謝率，神経伝導速度，眼の調節機能，聴力や代謝機能などの低下が起こる．そのため，学習能力や記憶力が低下する．脳細胞の減少は特に影響が大きい．外見の変化とともに，「昨日までできたことが今日はできなくなる」悲しみは，老化の実感や自信喪失につながる．

　こうした機能の衰えにそれまでの生活習慣が上積みされて，中高年層に生活習慣病が多く発生するようになる．生活習慣病は治りにくく長期の管理が必要で，経済的な問題も生じる．老年人口の増加に伴い，中高年齢者の健康管理に大きな社会的関心が寄せられている．

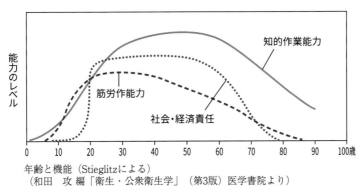

年齢と機能（Stieglitzによる）
（和田　攻 編「衛生・公衆衛生学」（第3版）医学書院より）

図5-9 年齢と機能

2 高齢者の健康を守るための施策

高齢者への対応は保健と福祉を合わせて考えねばならない．国は高齢者の医療の確保に関する法律（高齢者医療確保法），健康増進法，老人福祉法，介護保険法等を制定し，各種の施策を進めている．このように高齢者の健康に係わる法律が複数にまたがるため，その実務は入り組んでいる．

医療保険は，65〜74歳（前期高齢者）に対してはそれまでの医療保険に加入するが，75歳以上は独立した後期高齢者医療保険に加入する．高齢者医療の保険者の負担は大きくなるため，負担の公平化と明確化を図っている．即ち，前期高齢者の医療に関わる費用について各医療保険に属する被保険者（65歳未満）数に応じて負担すると共に一部公費負担がある．後期高齢者医療保険では，保険料10%，支援金（各保険者が加入者数に応じて負担）40%，公費（国：都道府県：市町村＝4：1：1）50%の負担割合が定められている．

高齢者への対応の複雑性は，健診にも現れる．例えば，介護状態に陥らないための生活機能評価，生活習慣病を予防するための特定健診，その他の特定疾病の予防のための検査は**表5-8**に示すように分担し，連携することとしている．なお，健康増進法は，保健事業（健康手帳の交付，健康相談，健康教育等）を行っている．

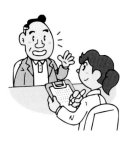

表5-8 高齢者に関わる検診

検診名	実施主体	対象年齢	根拠法
生活機能評価 [1]	市町村	65歳以上	介護保険法・義務
特定健診 [2]	医療保険者	40〜74歳	高齢者医療確保法・義務
健康診査 [2]	広域連合	75歳以上	高齢者医療確保法・努力義務
［特定疾病検診］[3]	市町村	20,40〜65歳	健康増進法・努力義務

検診等の各項目の詳細は**付表9**を参照のこと．
1）生活機能評価は，生活機能チェック ｛（問診，身体計測［身長，体重］，理学的検査（［視診，打聴診，触診］，血圧測定）｝ を実施し，生活機能が低下しているおそれのある者に生活機能検査 ｛反復唾液嚥下テスト，心電図，貧血検査［赤血球数，血色素量，ヘマトクリット値］，血清アルブミン検査｝ を実施する．
2）特定健診の基本項目は，身体計測＋腹囲，理学的検査＋血圧測定，血液化学検査（中性脂肪，HDLコレステロール，LDLコレステロール），肝機能検査（AST，ALT，γ-GT），血糖検査（空腹時血糖又はHbA$_1$c検査），尿検査（尿糖，尿蛋白）である．詳細健診では，心電図検査，眼底検査，貧血検査が選択され，40〜74歳には血清尿酸，血清クレアチニン検査，HbA$_1$c等を選択実施することが望ましいとされている．
3）特定疾病検診は検診名ではない．歯周病疾患検診，骨粗鬆症検診，肝炎ウイルス検診，がん検診（胃，子宮，乳，肺，大腸）が含まれる．

3 介護保険

老年人口の増加と共に介護を必要とする高齢者の数は急増しつつある．実際，老齢化と共に介護が必要となる（図5-10）．しかも，長命時代の介護には，長期化，介護者の高齢化，1人が2人以上のめんどうをみる複数化，離れて住むための遠距離介護化，アマチュアには手に負えない重度化の宿命がつきまとう．そのため，保健医療・福祉のサービスを統合化し，給付と負担の関係を明確にし，利用者の選択の幅を増やすことを目的とした介護保険が創設され（2000年），2005年に予防重視型システムを目指して大きく変更された．

その結果，要支援・要介護認定者数は2000年の218万人から2021年の706万人と急増した（図5-11）．

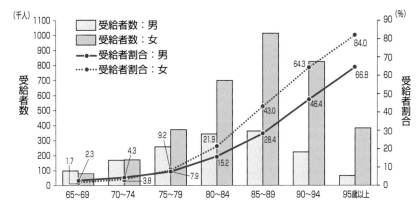

図5-10 性・年齢階級別にみた介護保険受給者数及び65歳以上人口に占める割合（2020年）

（資料：厚生労働省，「介護給付費等実態統計」より）

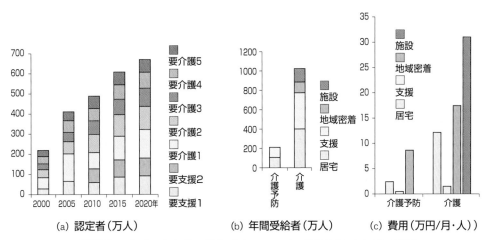

(a) 認定者（万人）　　(b) 年間受給者（万人）　　(c) 費用（万円/月・人））

図5-11 要介護認定者数の推移（a）とサービス利用状況（b）及び費用

（資料：厚生労働省「介護保険事業状況報告月報」より作成）

(1) 保険者・被保険者

　介護保険の保険者は市町村であり，被保険者（保険料を支払い，サービスを受ける者）は40歳以上の者である．被保険者は1号被保険者(65歳以上)と2号被保険者(40～64歳)に分けられ，保険金は図5-12に示すように集められ，最終的に保険者である市区町村に交付される．介護保険事業は3ヵ年の予定給付額を算出し保険料を決定する．給付サービスのレベル，保険金の減免等は市町村が決定するため，保険金額は市町村によって異なる．第1号被保険者の2021～2023年度の全国平均月額は6,014円である．第2号被保険者は加入する医療保険と給与等によって定まり，協会けんぽでは給与の1.8％（2021年，毎年改定）で，その同額を事業者も負担する．

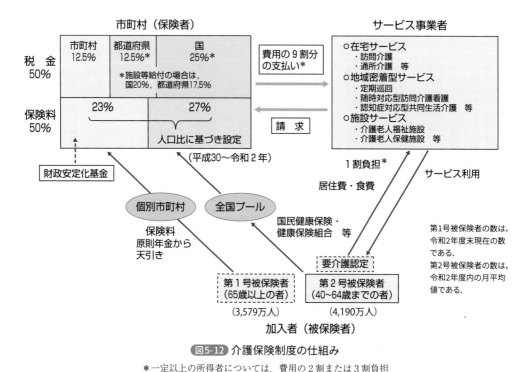

図5-12 介護保険制度の仕組み
＊一定以上の所得者については，費用の2割または3割負担

(2) 給付サービス

　被保険者が介護保険による給付を受けるときには，申請をする（図5-13）．受給権者は第1号被保険者にあっては，原因のいかんを問わず介護や支援を必要とする者であるが，第2号被保険者にあっては初老期における認知症，脳血管疾患などの老化に起因する疾病に限られる．申請者は本人及び家族の他，民生委員，地域包括支援センター，省令指定の居住介護支援事業者，介護保険施設等が行う．申請後，市町村による認定調査が行われ（更新では省令指定の居住介護支援事業者，介護保険施設も調査可），調査結果を基に介護認定審査会が要支援・要介護及びそのレベルを審査し，市町村が決定する．なお，認定調査項目に生活機能を評価する項目が2008年より追加されている．

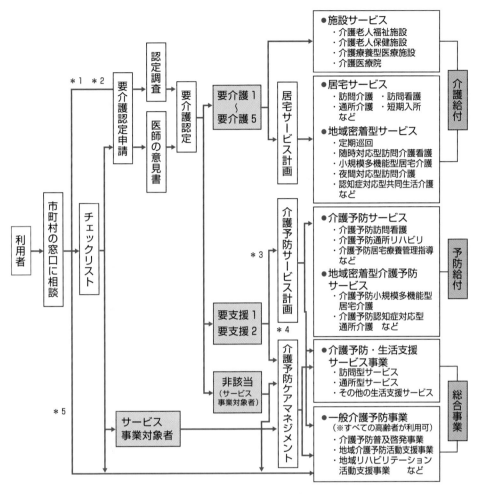

図5-13 介護サービスの利用手続き

* 1 明らかに要介護認定が必要な場合　* 2 予防給付や介護給付によるサービスを希望している場合など
* 3 予防給付を利用　* 4 事業のみ利用　* 5 明らかに介護予防・生活支援サービス業の対象外と判断できる場合

　受給は金銭ではなく、サービスとして受け取る。要介護度・要支援のレベルは**付表11-1**、**11-2** のように区分される。要介護者には施設サービスも給付されるが、要支援者には介護予防サービスに限られる。介護サービスは、要支援・介護度に応じ、給付の上限額が設定されている。受給者は給付の上限額以内で、ケアマネジャーと相談しながらケアプランを作る。なお、介護予防サービスの場合は、地域包括支援センターがケアプランを作成する。このサービスは6・12ヵ月ごとに更新する。サービスの種類の概要を**表5-9** に、その詳細を**付表11-3** に示す。

　利用者は、費用の原則1割を負担する。施設入所者の居住費及び食費は自己負担である。これらの負担が高額になる場合に備えて、負担限度額が設けられている。

　予防給付は、要支援者の重度化防止を目的として設定されたもので、従来からの介護サービスに新メニュー（筋力向上、栄養改善、口腔機能向上など）が加わった。これまで行わ

れてきた家事代行型の訪問介護（いわゆるお手伝いさん的サービス）は原則廃止され，要支援者の生活機能維持・向上を図ることをより重要視している．

表5-9 介護保険の給付サービスの種類（市町村が実施する地域支援事業を除く）

監督	予防給付におけるサービス	介護給付におけるサービス
都道府県	●介護予防サービス	●居宅サービス
		【訪問】訪問介護，訪問看護，訪問入浴介護，訪問リハビリテーション，居宅療養管理指導（医師，歯科医師，薬剤師，管理栄養士等） 【通所】通所介護，通所リハビリテーション 【短期入所】短期入所生活介護，短期入所療養介護 【他】特定施設入居者生活介護，福祉用具貸与，特定福祉用具販売
		●施設サービス 介護老人福祉施設（特別養護老人ホーム），介護老人保健施設，介護療養型医療施設，介護医療院
市町村	●介護予防支援 ●地域密着型サービス 小規模多機能型居宅介護，認知症対応型通所介護，認知症対応型共同生活介護（グループホーム）	●地域密着型サービス 定期巡回・随時対応型訪問介護看護，小規模多機能型居宅介護，夜間対応型訪問介護，認知症対応型通所介護，同型共同生活介護（グループホーム），地域密着型特定施設入居者生活介護（有料老人ホーム等で定員≦29），同型介護老人福祉施設入所者生活介護（特別養護老人ホーム，入所定員≧30），同型通所介護，看護小規模多機能型居宅介護 ●居宅介護支援
他	住宅改修	

注　予防給付と介護給付にあって，同じ名称（本来，予防給付には［介護予防］の名称がつく）でもサービスの内容が異なる場合がある．2017 年より新しい介護予防・日常生活支援事業を全ての市町村が実施．

（3）地域支援事業

高齢者が要支援・要介護状態に陥らないようにするための地域支援事業（介護予防事業）が行われる．これは，介護予防の観点から要支援・要介護者になるおそれの高い者を対象に介護予防事業（運動器の機能向上，栄養改善，口腔機能の向上，閉じこもり・うつ予防・支援）を地域包括支援センターが実施するものである（**図 5-13**）．なお，地域包括支援センターは，地域における①総合相談・支援，②介護予防ケアマネジメント，③包括的・経済的ケアマネジメントを担う中核機関と位置づけられている．センターは市町村等によって運営され，社会福祉士，保健師，主任ケアマネジャーが配置される．

4 寝たきりを防ぐための10ヵ条

老齢となってもっとも恐れるのは寝たきりになることである．高齢者には，自分自身ではどうすることもできない悔しさと他に迷惑をかけたくないという思いがある．「ポックリ寺参り」はその象徴である．介護や支援を必要にした主な原因と「寝たきりにならない」，「させない」ための要点を**図 5-14**，**表 5-10** に示す．

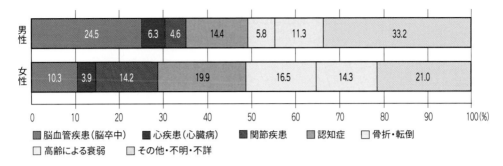

男性　24.5　6.3　4.6　14.4　5.8　11.3　33.2
女性　10.3　3.9　14.2　19.9　16.5　14.3　21.0

0　10　20　30　40　50　60　70　80　90　100(%)

■ 脳血管疾患（脳卒中）　■ 心疾患（心臓病）　■ 関節疾患　■ 認知症　□ 骨折・転倒
□ 高齢による衰弱　■ その他・不明・不詳

図5-14 65歳以上の要介護者の介護が必要となった主な原因（2019年）

表5-10 寝たきりゼロへの10カ条

❶ 脳卒中と骨折予防．寝たきりゼロへの第1歩．
❷ 寝たきりは寝かせきりから作られる．過度の安静逆効果．
❸ リハビリは早期開始が効果的．始めようベッドの上から訓練を．
❹ くらしの中でのリハビリは食事，排せつ，着替えから．
❺ 朝起きてまずは着替えて身だしなみ．寝・食分けて生活にメリとハリ．
❻ 「手は出しすぎず，目は離さず」が介護の基本．自立の気持を大切に．
❼ ベッドから移ろう，移そう車椅子．行動広げる機器の活用．
❽ 手すりつけ，段差をなくし，住みやすく．アイデア生かした住まいの改善．
❾ 家庭（うち）でも社会（そと）でも，よろこび見つけ，みんなで防ごう閉じこもり．
❿ 進んで利用，機能訓練，デイ・サービス．寝たきりなくす人の和，地域の輪．

column

5-1　介護の実態

　65歳以上の死亡者の約1/2が，死亡6ヵ月前から寝たきりや虚弱状態である．平均寝たきり期間8.5ヵ月で，寝たきりの人の約1/2が3年以上の寝たきりとなっている．

　介護者が高齢化し，家庭介護者の約7割が60歳以上である（2016）．家庭介護者の7割は女性である．

　介護は「和顔愛語」が基本である．しかし，過重な負担から，介護者が要介護者に憎しみを感じたり（約35%），虐待する（約50%）ことが起きることもある．

　全産業の有効求人倍率は1.6（2018）だが，介護関係職種は3.9と高い．しかし，賃金等の水準は低い（下表）．また，全産業の離職率（2017年）は14.9であるが，介護職員は16.2である．

表5-11

2018年賃金構造基本統計調査	平均年齢（歳）	勤続年数（年）	所定内給与（万円/月）	賞与等（年額）
全産業平均	42.9	12.4	30.6	93.2
社会保険・社会福祉・介護事業	43.0	8.1	24.4	60.8
福祉施設介護職員	45.1	5.4	21.5	56.0
訪問介護員	54.3	6.0	20.6	38.3

6 ▷ 家庭における保健

"ヒト" は生まれながらにして人であるのではなく，人として育てられて人になる．「氏より育ち」のことわざは，育つ環境の重要性を伝えている．発育時の環境でもっとも重要な役目を果たすのは家庭である．家族は社会における最小単位の集団であり，喜びや悲しみを分かち合う仲間である．

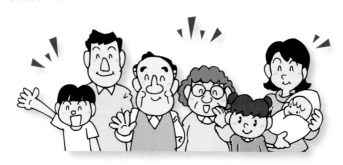

1 家庭の機能とジェネラルマネジャー

家庭は幸せの源泉である．その家庭で私たちは人生の大部分を過ごす．特に，乳幼児，高齢者，家庭婦人などは，家庭を基盤として生活する．こうした長期の密接な家族とのかかわり合いが楽しくなければ，人生の楽しみは半減すると言ってよい．家庭は単に家族を収容する物理的な "器" ではなく，相互の情感をはぐくむ機能的空間である．

家庭の機能は多種多様である（表5-12）．これらの機能の一部は社会と共有され，共有の程度は時代や状況に応じて変わる．家庭内における各機能の重要性の度合いは，家庭の状況による．

表5-12 家庭の機能

❶ 性的・生殖的機能……性的関係，子孫の出産
❷ 経済的機能…………消費的生活の維持
❸ 教育的機能…………家庭教育，しつけ
❹ 教養・安息的機能……社会生活からくる精神的緊張の解放
❺ 保護機能……………外敵などからの保護
❻ 療養的機能…………家庭療養
❼ 娯楽的機能…………家族団らん，憩いの場
❽ 宗教的機能…………祖先崇拝，繁栄・安息祈願

家族の構成は複層型から単層型へと単純化している．3世代以上の家庭は少なくなり，単身や夫婦のみの家庭が増えている．近年の家族構成や形態の変化は，知識・技術・習慣の家庭内伝承の断絶，許しあえるけんかの経験の減少，協力の意味の喪失などをもたらしている．

主婦（夫）は，こうした家族の機能を遂行する中心的存在である．主婦（夫）の仕事は多岐にわたる．食事（栄養管理），清掃，洗濯（保健管理），家計（経営），遊びの計画（教養・娯楽）など，1つ1つはこまごました仕事であるが，全体として家族の調整機能を担う．いわば，家庭のジェネラルマネジャーである．その仕事は多く，長時間にわたり，高い必要性が認められるが，普段の評価は不当ともいえる．ジェネラルマネジャーの仕事を円滑に進めるのは，家族の協力・分担であり，感謝のサインである．

　特に，介護すべき人がいる場合は主婦（夫）に過重な負担がかかりやすい．介護は，家族の協力と各種社会サービスの活用を考えて行う．家族の協力と励ましはリハビリテーションや自立の大きな支えであり，笑顔と感謝の言葉が介護者の負担を軽くする．

② 日常生活で家族の健康を守る

　日常生活での健康の保持増進は栄養，休養，運動がキーポイントであり，生活の形は衣・食・住に分けられる．

(1) 食　事

　食事は空腹を満たすだけでなく，家庭の団らんの場と機会を提供する．もし，食事が必要なエネルギーと栄養素を含んだドリンクを飲むことで終わるのであれば，家庭生活そのものが成り立たなくなる．したがって，食事には栄養・衛生面とともに雰囲気作りの気配りが重要である．

　食事の調製は，栄養学，食品学，食品衛生学などの知識や技術の応用である．国は健康の増進，生活の質の向上，食糧安定供給の確保を目的として食生活指針を策定している（表5-13）．

（表5-13）食生活指針（2016 年）

❶ 食事を楽しみましょう.
❷ 1日の食事のリズムから，健やかな生活リズムを.
❸ 適度な運動とバランスのよい食事で，適正体重の維持を.
❹ 主食，主菜，副菜を基本に，食事のバランスを.
❺ ごはんなどの穀類をしっかりと.
❻ 野菜・果物，牛乳・乳製品，豆類，魚なども組み合わせて.
❼ 食塩は控えめに，脂肪は質と量を考えて.
❽ 日本の食文化や地域の産物を活かし，郷土の味の継承を.
❾ 食料資源を大切に，無駄や廃棄の少ない食生活を.
❿ 「食」に関する理解を深め，食生活を見直してみましょう.

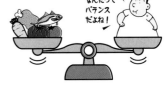

(2) 嗜好品

　アルコール類：酒は「百薬の長」といわれるように，開放感を高め，人との交際を円滑にする利点をもつ，地域ごとに異なる酒が醸し出され，儀式に付きものであることは，そ

うした利点の社会的応用と言える．しかし，アルコール依存症の増
加，未成年の飲酒行動，一気飲みが社会問題化している．近年は，
主婦の依存症（キッチンドリンカー）が増えている．健康面に配慮
した酒の飲み方を**表5-14** に示した．

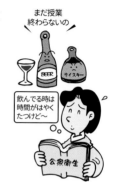

表5-14 健康に配慮したアルコールの飲み方

❶ 少量ずつ時間をかけて飲む．楽しみながら飲む．
❷ 食事（とくに肉，魚，チーズなど良質タンパク質）を
とりながら飲む．
❸ 自分の適量を知っておく．
❹ 週2回くらいの休肝日を入れる．
❺ 定期的に肝臓の検査を受ける．

　タバコ：タバコの紫煙中にはニコチン，一酸化炭素，タールなどが含まれ，これらは人
体に悪影響を及ぼす．また，副流煙による受動喫煙の問題は家庭内喫煙禁止の潮流を起
こし，「ホタル族」なる言葉が生まれるほどになった．非喫煙が最善であり，小さい頃か
らの教育が重要である．喫煙する者には，有害であるとの認識に立ち，節度ある喫煙が求
められる（**表5-15**）．

　こうした，青少年に禁止されているアルコールやタバコが自動販売機で売られているの
は問題である．但しタバコの自動販売は「タスポ」によって成人のみに限定されている．

表5-15 喫煙のマナー

❶ 喫煙場所（灰皿のおいてあるところ）のみですう．
❷ 狭い室内では同室者の許可を得て．風の流れと換気に注意．
❸ 火災や火傷に注意する．
❹ 環境美化に配慮する．

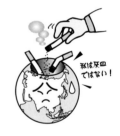

(3) 衣服・履き物

　目的に合った衣服をそろえ，必要なときに使用できるよう準備することが衣服管理の目
的である．管理の要点を**表5-16** に示す．厚い下着1枚より薄物2枚を，洗濯を怠ると熱
伝導率が上がり冷たく感じるなどといった知恵が生活で役立つ．

　睡眠時に使用される寝具は，一生の1/3を過ごす場でもある．寝具の衛生的管理の要
点を**表5-17** に示す．

　履き物は，足の大きさと型に合うことがもっとも肝要で，軽く，ヒール高2〜3cm，
通気性のあるものがよい．

表5-16 衣服管理の要点

❶ 家族の身体に合った衣服をととのえる（アレルギー体質，使用目的など）．
❷ 必要枚数を考えて管理する（枚数の把握，サイズの適否など）．
❸ 材質について衛生学的知識を身につける（熱伝導度，保温性，含気性など）．
❹ 形態と体温調節機能との関連を心得る（編み方，織り方，えり・そでなどの形態）．
❺ 汚染除去，洗濯や帯電防止などにつとめる．

表5-17 寝具・寝衣の衛生的管理の要点

❶ 外界の温度に応じて適宜調節する（寒いときは，電気毛布，アンカなどを使用するが，老人や子供では脱水・低温やけどに注意する）．
❷ 安眠のため下を厚く，上は軽くする．
❸ 睡眠時の発汗を吸収するため，こまめにシーツ類を洗濯し，寝具は乾燥させる．
❹ 敷きぶとんは適度な硬さをもつものを使用する．

(4) 住 居

　新・改築を除けば，今の住居条件下でいかに健康的で快適に住まうべきかを考えなければならない．室内温度を管理する要点を**表**5-18に示す．窓の開閉による換気は，大きく・短時間のほうが換気効率と室温維持に有利である．

　清掃，整理・整とんは適度な緊張と安らぎ感を生み出し，ほこり，細菌，ネズミやダニなどを減少させ，アレルギーなどの疾病発生を低下させる．

　家族間のプライバシーの確保を図ることは必要である．しかし，過度に行うと家族の一体感が損なわれる．また，子ども部屋の独立は，子どもの実態に応じた時期と方法を考慮する．

　住宅内で発生する騒音（水洗トイレ，足音，ピアノなど）については，他に迷惑が及ばないよう各人が自覚する必要がある．特に集合住宅にあっては，騒音や振動による苦情が絶えない．

表5-18 温湿度管理の要点

❶ 温度計の設置場所に注意する（高さ，熱源からの放射，室内空気の流れなど）．
❷ 温度差を少なくする（天井と床面，冷房時の外界との差は，5℃以内であること）．
❸ 暖房器などの使用時は，熱源による室内空気の汚染や事故に注意する．
❹ 室内空気の乾燥・湿潤に注意する．
❺ 直接扇風機・クーラーの冷風を体にあてない．
❻ 日光，カーテン，窓などを活用する．

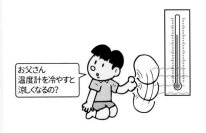

お父さん
温度計を冷やすと
涼しくなるの?

3 消費生活の知恵

(1) 製品・商品

　家庭生活においては多種多様の機器，商品が使用される．こうした物品の誤った取り扱いや不注意は事故を引き起こす．事故は顕在危険と潜在危険が重なったときに発生する（**表5-19**）．こうした事故を予防するため**表5-20**の方法がとられる．

表5-19 顕在危険と潜在危険

顕在危険		調理器具（包丁など），大工道具（きりなど），裁縫道具（針など），熱湯の入ったやかん，熱したてんぷら油，火のついたガス器具など．
潜在危険	a．環　境	廊下，階段，家具類，風呂，洗濯機，コンセント，薬品，化粧品，アルミサッシの戸など
	b．服　装	フリルつき／長いスカート，ハイヒール，肩かけポーチなど
	c．行　動	きまりに反した行動（車道を歩く，左側通行，さくを越えるなど），運動能力未発達にもとづく行動（川に落ちても泳げないなど）．
	d．心身状態	無意識状態，意識の断絶，意識の低下，意識の高揚など

表5-20 家庭における事故の予防策

❶ 家庭内の整理・整頓（危険の排除）
❷ 家庭内設備・備品の保守点検（ガス器具，電気器具など）
❸ 小児から目を離さない（未成熟，衝動的・自己中心的行動をとる）
❹ 家事作業は余裕とゆとりをもって遂行する．
❺ 事故発生時は，落ちついて状況を判断し，必要な対策のとれる能力を養っておく（協力や連携，応急手当など）．
❻ 適正な消費財選択（表示，マークなどに注意）

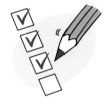

　消費生活の基本が自己決定・自己責任にあることを忘れてはならない．商品は表示を調べ，その機能を十分理解して購入する．商品にはさまざまな表示（マーク）がある（**図5-15**）．こうした表示は法律によって定められた政府認証のものと自己認証のものがある．規制緩和の流れの中で自己責任が重要視され，表示マークも自己認証に変わりつつある．

　消費生活の安全性確保のために，**表5-21**に示す活動や規制などが行われている．消費生活改善監視員や家庭用品衛生相談員はこうした活動の担い手であるが，消費者も使用したあとの意見や苦情を積極的に出すべきである．そうしたことが消費生活の安全確保につながる．

食品	被服	住居・雑品		環境
① JAS	④ NEW WOOL 100%	⑦ PET	⑩ ST	⑬ ちきゅうにやさしい
② 厚生省許可 特殊栄養食品	⑤ Qマーク管理委員会	⑧	⑪ S	⑭ energy ENERGY STAR
③ 厚生省認可 特定保健用食品	⑥	⑨ P S C	⑫	⑮

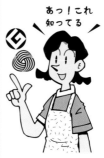

あっ！これ知ってる

① JAS マーク（加工食品，日本農林規格），②**特別用途食品マーク**（健康増進法．目的に応じた栄養摂取ができると厚生労働大臣が許可する食品に表示され，病者用，乳児用，妊産婦用，高齢者用等がある．），③**特定保健用食品マーク**（健康増進法），④**ウールマーク**（羊毛 99.7％以上使用），⑤**Qマーク**（繊維製品品質），⑥ SIF マーク（縫製と仕上がり），⑦**プラスチック材質表示マーク**，⑧**Gマーク**（グッドデザイン商品），⑨ PSC マーク（消費生活用製品安全法，「特定製品」は，このマークがなければ販売できない），⑩ ST マーク（安全基準を満たした丈夫で安全なおもちゃ），⑪ SG マーク（製品安全性，消費生活用製品安全法），⑫ JIS マーク（日本工業規格，工業標準化法），⑬**エコマーク**（環境配慮商品），⑭**国際エネルギースターロゴマーク**（省エネルギー型 OA 機器），⑮**グリーンマーク**（古紙を利用した紙製品）

図5-15 マークのいろいろ

表5-21 消費者保護

消費者の権利	内 容	基 盤
① 安全を求める権利 ↓ 安全確保	食品の安全 医薬品などの安全 家庭用品などの安全 など 〕→ 被害者の救済	食品衛生法，農薬取締法，有害物質を含有する家庭用品の規制に関する法律，薬事法，消費生活用製品安全法など，製造物責任法（PL 法）
② 選ぶ権利 ↓ 選択の適正	計量の適正化 規格・表示の適正化など	計量法 家庭用品質表示法 農林物資の規格化および品質表示の適正化に関する法律など
③ 知らされる権利 ↓ 消費者教育	消費者教育 商品テスト 試買テスト	消費者保護基本法 訪問販売法
④ 意見を反映させる権利 ↓ 意見・苦情処理	意見の反映 苦情処理	消費者保護基本法

国民生活センター消費生活相談データベースには，2021 年に約 84 万件の相談を受け付け，その約 3 割は通信販売に関する相談であった．商業主義はさまざまな手段で消費者を誘惑する．うまい話は穴があると思うとともに，消費者としての自分の方針を確固なものとしたい（**図 5-16**）．

家庭内の製品では，特に，テレビやパソコンの長時間利用による視力低下と家庭内対話の減少が懸念される．

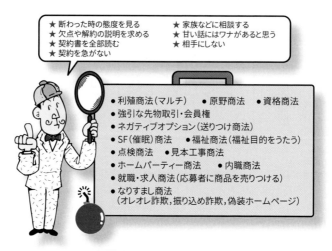

図 5-16 だまし商法のあれこれ

（2）薬 物

薬は生体への薬物作用をもつため，使用方法（服用方法，服用時間，量など）や管理（保管方法など）に注意する．自己判断で安易に使用したり，薬に依存しすぎる生活習慣は改めなければならない．

麻薬・覚せい剤・シンナーなどの薬物の乱用は，依存性を有する薬物，使用する人，環境の 3 要因が合わさったところに成り立つ．こうした要因が整うと，流行現象にもなる．麻薬，向精神薬，あへん，大麻，覚せい剤犯は 14,408 人（2021 年：警察庁）で，その約 55 ％が覚せい剤犯である（**図 5-17**）．覚せい剤は，興奮作用で一時的に疲労感を消すが，数時間後には激しい脱力感，疲労感，倦怠感に襲われる．また，依存性が強く，乱用を続けると，幻覚，妄想が現れ，錯乱状態になる．そのため，少量の所持でも 10 年以下の懲役と重い罰則が適用される．

こうした薬物乱用は，心身を破滅に導き，家庭を崩壊させる．家庭において「絶対にダメ」という強い倫理観を植え込む必要がある．特に興味本位で用いる青少年に対し，十分な教育と注意が必要である．

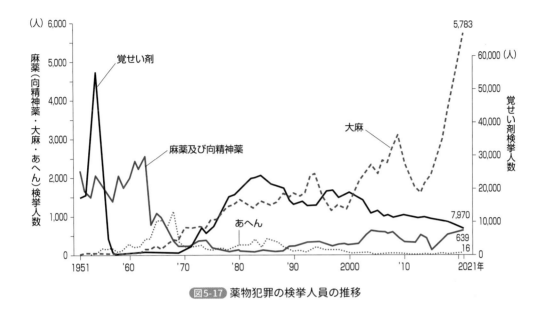

（人）

麻薬（向精神薬・大麻・あへん）検挙人数

6,000

5,000

4,000

3,000

2,000

1,000

0

覚せい剤

麻薬及び向精神薬

大麻

あへん

5,783

7,970

639

16

60,000（人）

50,000

40,000

30,000

20,000

10,000

0

覚せい剤検挙人数

1951　'60　'70　'80　'90　2000　'10　2021年

図5-17 薬物犯罪の検挙人員の推移

4 ペットからの感染を防ぐ

　多くの人がペットを飼育している．ペットは人の生活にうるおいや慰めと張り合いをもたらす．しかし，無責任な飼育・放獣などの社会問題のほか，人畜共通伝染病や動物由来の寄生虫症への感染の機会を増加させる．また，ペットの毛や排せつ物がアレルギーの原因となる．ペット病の予防法を表5-22に示す．

表5-22 ペット病の予防法

❶ ペットの健康管理 ― 駆虫など
❷ ペットの生活管理 ― 糞便の焼却処理，室内で飼わないなど
❸ 感受性対策 ― 抗体価検査，予防接種など
❹ 清潔の保持 ― 手洗い，入浴など

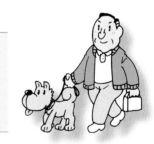

5 積極的な健康づくり

　生体の多くの機能は一定の周期をもって動くとされる．中でも約24時間の周期で繰り返される機能が多く，昼夜逆転した生活でも崩れない．このことをサーカディアンリズムといい，規則正しい生活が必要とされるゆえんである．

（1）疲労回復

　疲労回復にもっとも効果があるのは睡眠である．睡眠による休養の効果は，睡眠時間の長さと深さによる．安眠の条件を表5-23に示すが，1日の肉体的・精神的満足感を得ることがもっとも重要である．

（表5-23）安眠の条件

❶ 睡眠直前の興奮・刺激排除 — コーヒー，テレビ，読書など
❷ 昼間の適度の疲労
❸ 規則正しい就寝，24時前の就寝．
❹ 寝室の環境整備 — 寒暑，騒音，明るさなど
❺ 寝具・寝衣の整備 — 乾燥，適度の固さ

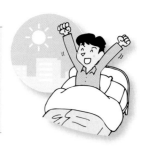

(2) 健康増進

　レクリエーション：レクリエーションは，人によってスポーツやダンスのような身体活動であったり，読書や芸術の創作活動であったりする．他からの強制がなく，楽しい，報酬を求めないという特徴がある．勤労や学習からの疲労や緊張を解きほぐし，気分転換を図り，次の活動の意欲・原動力を生み出し，生きがいにつながる．

　運　動：食べることや休む（寝る）ことは，生理的な要求でもあり，自然に行われる．これらはその中身が問題であった．しかし，運動は，「不足している，体によい」といわれながら，命への直接的な脅威を感じるわけではないので行われにくい．現在の便利な時代にあっては，運動を意識的に行うことが求められる．

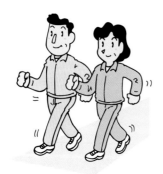

人は本来動くように作られているので，動くことにより正常な機能を発揮できる．適度な身体活動は，消化吸収機能をはじめ多くの内臓機能を活性化し，神経を刺激して代謝を高める．運動は，毎日規則的に自分に適した方法で行うことにより，筋力を増強し，自律神経を強め，動作を敏捷にし，心身の耐久力を養う．健康のための運動は「適度に」がキーワードであり，散歩や買い物も運動と考えて良い．

　マッサージ・乾布まさつ：素手や乾布で皮膚をマッサージすると，血行がよくなり，皮膚の抵抗性を高める．素手によるマッサージには，たたく，もむ，なでるなどの方法がある．血管に平行に末梢から心臓に向かって行うとよい．

　温水浴（風呂・シャワー）：皮膚は汗腺，皮脂腺からの分泌物や外部からのはこりなどが付着して汚れる．こうした物質が微生物によって分解されると，体臭の原因となる．温水浴はこうした物質を取り除くとともに疲労回復，皮膚の血流促進，筋肉・神経の刺激などの効果をもつ．ぬるめで長湯がよい．

　健康教育：健康的な生活を習慣化させるためには，幼児期からのしつけが重要である（表5-24）．こうしたしつけの場は家庭であり，タイミングを生かし，具体的に，繰り返し行う．また，過保護をさけ，失敗を含めて経験を豊かにさせるよう心がける．

表5-24 基本的しつけ

小学校入学まで	❶ あいさつとエチケット ❷ 最後までやり抜く根気，忍耐 ❸ 自主独立の精神（自分のことは自分で） ❹ 生命の尊厳 ❺ 規則を守るしつけ ❻ 基本的な健康・安全習慣
中学校入学までに （上に追加）	❶ 精神力を鍛えること ❷ 身体力を鍛えること ❸ 充実感・意欲の高揚 ❹ 責任の自覚 ❺ 他への思いやり

column

5-2　適度な運動・身体活動の目安

身体活動は，生活活動（日常生活における労働，家事，通勤・通学，趣味）と運動（体力の維持・向上のため計画的・意図的に実施する）に分けられる.

身体活動の強さは，安静時の何倍かで表し（単位：メッツ，下表），その量は，強度と実施時間（時）の積（エクササイズ：Ex ＝メッツ・時）であらわす.

	座位 安静	歩行	速歩	軽いジョ ギング	ランニ ング
強度（メッツ）	1.0	3.5	4.3	6.0	8.3

	身体活動	運動	体力（うち全身持久力）		
全年齢	今より少しでも増やす （例えば10分多く歩く）	運動習慣をもつようにする（30分以上・週2日以上）	下記の強度の運動を約 3分間継続可能		
65歳以上	強度を問わず，身体活動を毎日40分 （= 10 Ex/ 週）		年齢	男	女
			18～39	11	9.5
			40～59	10	8.5
18～64歳	3メッツ以上の強度の身体活動を毎日60分 （= 23 Ex/ 週）	3メッツ以上の強度の運動を毎週60分 （= 4 Ex/ 週）	60～69	9	7.5

1エクササイズに相当する運動・生活活動の例

運動	ボーリング，バレーボール，フリスビー	20分
	速歩，ラジオ体操，卓球，バドミントン，アクアビクス，太極拳	15分
	軽いジョギング，バスケットボール，サッカー，テニス，スキー	10分
	ランニング，水泳，柔道，空手	7～8分
生活 活動	普通歩行，床掃除，荷物の積み下ろし，子どもの世話，洗車	20分
	速歩，自転車，介護，庭仕事，子どもと遊ぶ（歩く / 走る，中強度）	15分
	芝刈り（電動で歩きながら），家具の移動，階段の上り下り，雪かき	10分
	重い荷物を運ぶ	7～8分

（資料：厚生労働省「健康づくりのための身体活動基準2013」より）

第5章

健康の管理

7 ▷ 地域の組織的保健活動

　地域にはさまざまな年齢階層や異なる生活スタイルの人々が住む．健康づくりには，こうした人々の自助努力とそれを支える組織活動が必要である．住民の保健を考える行政機構には，文部科学省（学校保健），厚生労働省（一般保健・労働衛生），環境省（環境保健）がある．直接に地域保健の事業にあたるのは市町村や保健所であり，厚生労働省が後押しする．その法的根拠は「地域保健法」で，市町村保健センター，保健所，人材確保などの規定がある．

1 市町村による保健活動

　地域保健活動の中心は市町村であり，成人保健事業（健康診査，健康相談，健康教育，訪問指導など），母子保健事業（定期予防接種，乳幼児相談など），対人保健サービス（国民健康保険事業など），福祉サービス（高齢者，障害者など），生活環境衛生（清掃，上下水道など）などの対人・対物保健サービスを実施している．

　市町村の対人保健サービスを総合的に行う拠点になるのが市町村保健センターである．市町村保健センターは，保健所のような行政機関ではなく，健康づくりを推進するための「場」である．これは市町村保健師の活動拠点にもなり，全国で2,432ヵ所（2022年）にある．

2 保健所や地方衛生研究所による保健活動

　保健所は都道府県，政令市，特別区が設置する（2022年全国に468ヵ所）．保健所は公衆衛生活動の中心的機関で，その業務を表5-25に示す．保健所には，医師，保健師，歯科医師，薬剤師，獣医師，診療放射線技師，臨床検査技師，管理栄養士などの従事者が配置されている．

　都道府県が設置する保健所は，地域保健の広域的・専門的・技術的拠点として機能が強化され，規模の拡大化が図られている．

　地方衛生研究所は，地域保健に関する科学的・技術的な中核機関で，都道府県・指定都市が設置する（2022年83ヵ所）．その業務は，①調査研究，②試験・検査，③研修指導，④公衆衛生情報の収集・解析・提供である．

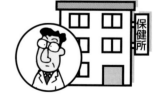

表5-25	保健所の業務

❶ 地域保健に関する思想の普及と向上

❷ 人口動態統計その他地域保健にかかわる統計

❸ 栄養の改善と食品衛生

❹ 住宅，水道，下水道，廃棄物の処理，清掃その他の環境の衛生

❺ 医事と薬事

❻ 保健師に関する事項

❼ 公共医療事業の向上と増進

❽ 母性，乳幼児，老人の保健

❾ 歯科保健

❿ 精神保健

⓫ 治療方法が確立していない疾病その他の特殊の疾病により長期に療養を必要とする者の保健

⓬ エイズ，結核，性病，伝染病その他の疾病の予防

⓭ 衛生上の試験と検査

⓮ その他地域住民の健康の保持と増進

3 厚生労働省の保健計画

　厚生労働省は，国民の健康の保持増進のために 2000 年から「21 世紀における国民健康づくり運動（健康日本 21)」を開始し，施策を実施するために健康増進法（2002 年）を策定した．2012 年には第 2 次 "健康日本 21" が策定された．

　"健康日本 21（第 2 次）" の特徴は，国民の健康の増進の推進に関する基本的な方向として以下の 5 分野を定め，53 項目の具体的な目標を設定したことである．

① 健康寿命の延伸と健康格差の縮小

健康寿命は「健康上の問題で日常生活が制限されることなく生活できる期間」であり，2019 年で男 72.7，女 75.4 歳である．また，健康格差は地域や社会経済状況の違いによる集団間の健康状態の格差を指す．

② 生活習慣病の発症予防と重症化予防の徹底（非感染性疾患の予防）

対象は，がん，循環器疾患，糖尿病，慢性閉塞性肺疾患である．

③ 社会生活を営むために必要な機能の維持及び向上

乳幼児期から高齢期までの心身機能の維持・向上（メンタルヘルスを含む）

④ 健康を支え，守るための社会環境の整備

⑤ 栄養・食生活，身体活動・運動，休養，飲酒，喫煙及び歯・口腔の健康に関する生活習慣及び社会環境の改善

4 保健にかかわる世界の機関

　多くの国々は保健・衛生の共通の問題を抱え，感染症は国境を問わず侵入する．そのため，健康を守る国際的な協力が不可欠となっている．**表5-26** に代表的な国際機関を示す．このほかにも，2国間の協力・交流（JICA：国際協力事業団など）が，政府・民間レベルで行われている．NGO（非政府組織），NPO（非営利組織）の活動は，住民に密着したいわゆる「草の根」的な活動で，近年注目を集めている．

　WHO（世界保健機関）は，保健関係の中核的な存在で，1948 年に設立され，本部はスイス・ジュネーブにある．WHO の基本戦略は，プライマリーヘルスケア（PHC）である．PHC は，「自助と自立の精神に則り，地域一国が行う，開発の程度に応じて負担可能な費用の範囲内で，住民の参加によって，自らが普遍的に利用できる，実用的・科学的で，社会的に受け入れられる手順と技術にもとづいた，欠くことのできない保健医療」を指す．PHC の具体的な事業として，健康教育，食糧の供給と適切な栄養摂取の推進，安全な水の供給，基本的な環境衛生，家族計画，母子保健サービス，予防接種，地方流行病の予防・対策，一般の疾病と傷害の適切な処置，医薬品の準備などである．また，世界エイズ対策計画や予防接種拡大計画（麻しん，ジフテリア，百日せき，破傷風，ポリオ，結核）なども実施している．

表5-26 国際機関

FAO	国連食糧農業機関	UNDP	国連開発計画
ILO	国際労働機関	UNEP	国連環境計画
IRAC	国際がん研究機関	UNFPA	国連人口基金
OECD	経済協力開発機構	UNICEF	国連児童基金
UN	国際連合	WHO	世界保健機関

第 5 章の問題

❶ 生活習慣病を家庭で予防する方法を考えてみよう．
❷ 母性の健康障害の要因とその予防策について考えてみよう．
❸ 身の回りの有害物をあげ，その取り扱い法や健康確保の対策についてまとめよう．
❹ 主婦（夫）の労働を，市場価格に換算してみよう．
❺ あなたの地域で行われている保健活動を列挙してみよう．

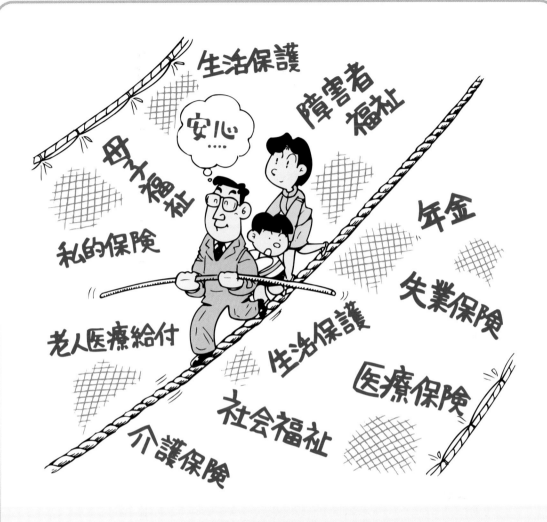

第6章
社会保障のシステム

　今，年収を男550万，女300万と仮定する．家庭をもった場合は，1世帯850万の年収になる．40年間働いたとして，3億4000万が生涯の収入になる．この収入で生活を楽しみ，次世代を育て，老後を賄わなければならない．1人の教育費は約2,000万円（大卒まで），家を建てると3,000〜8,000万円，毎月の生活費（衣食住）を30万/月とすると2億1,000万円かかる．もしインフレになったら，もし大病したら，もし共働きでなかったなら，もし子供が1ダースだったら，……20歳からの人生は，夢も不安もてんこ盛り．

　そんな不安の解消に，これ1粒で効く社会保障．ゆりかごから墓場まで，みんなまとめて面倒見ようという太っ腹！　よくよく中身を見てみよう！

1 ▷ 社会保障の概要

　社会保障は，広義には，「社会保険，国家扶助（公的扶助），公衆衛生（医療を含む），社会福祉」の4部門の上位概念として位置づけされる．狭義には疾病，分娩，障害，死亡，老齢，失業などによって収入が得られなくなった場合に，ある程度の生活を維持するために必要な所得保障を行うことである．具体的には年金・傷病手当金・出産手当金・生活扶助などの公的な金銭給付をいう．

　社会福祉は，正常な社会生活を送ることが困難で，何らかの保護を必要とする人々に対して行う生活の援護や指導育成，厚生補導などのサービスである．つまり，対象者の生活の自立を助け，人間的な尊厳を保持するために行われる「社会の対人サービス」である．ただし，こうした定義は，国際的にあるいは専門的に一致しているものではない．

　ここでは，社会保障を広義の意味に用い，表6-1 に示す分類に従って解説する．なお，既に説明した部分は省略する．

表6-1 わが国の社会保障制度の概要

種　類	制度・内容	具　体　例
医療保障	医療保険 医療扶助	**医療保険（社会保険）**：現物給付（サービス） **公費負担**：各種の公費負担での医療支援
所得保障	金銭的給付	**社会保険**：年金保険で年金を，雇用保険で失業給付を，労災保険で補償を **公的扶助**：生活保護，その他の手当
公衆衛生	公衆衛生サービス	**医療体制整備**：医療施設や救急医療の整備 **生活環境対策・環境保全**：衣食住，水，大気など．生活を守る **労働衛生**：労働衛生，作業環境
社会福祉	社会的弱者への福祉サービス	**母子福祉**：母子福祉資金，母子相談，母子福祉センターなど **児童福祉**：乳児院，保育所，児童自立支援施設，児童養護施設など **障害者福祉**：身体障害者更生援護・授産施設，精神障害者社会復帰施設など **老人福祉**：介護保険，特別養護老人ホーム，老人福祉センターなど

2 ▷ 医療保障

　医療保障は，医療保険制度，公費負担医療，医療扶助，老人医療給付からなる．

1 医療保険の仕組み

　保険は，「不確実な事故の発生を予想して，これに伴う各個人の損失の危険（risk）をプールし，集団的に危険負担を行うシステム」であり，互助的性格をもつ．医療保険は，疾病や傷害による費用保障を目的とする社会保険である．

(1) わが国の医療制度の特色

わが国の医療制度の特徴は，①国民皆保険による医療保障が用意されている，②医師が自由に開業できる，③どこの医療機関ででも医療を受けられる，ことである．医療制度での医療保険を私的保険と比較すると，**表6-2**に示す特徴がある．近年の疾病の慢性化や高齢者の増加を考えると，医療保険は所得移転の色彩が強くなっている．

表6-2 医療制度の保険を私的保険と比較する

❶ 強制加入である
　●一定の資格要件に該当する者は強制加入が原則であり，保険料は各人の所得に応じて支払う．
❷ 所属する保険集団があらかじめ決定されている
　●国民は自由に自分の所属する保険集団を選択することはできない．
❸ 定型化された保険給付
　●保険事故に対応した平均的・標準的な給付を行うことを目的としている．給付の種類や金額の点で個別の細かな要求に応じられない．
❹ 医療保険の運営は，公的機関によって行われる
　●運営は，国（地方公共団体）またはそれに準ずる機関によって行われる．
❺ 受療時に一部負担金がある

(2) 医療保険の概要

すべての国民は何らかの医療保険に加入する．これまでの歴史的経緯によりいくつかの医療保険制度が並立し，年齢による加入区分が存在する．概要を**図6-1**，**表6-3**に示す．サラリーマンは被用者保険に，自営業などは国民健康保険に加入する．加入者は保険料を負担し，疾病にかかった場合は，扶養者を含めて保険給付（医療サービス）が提供される．

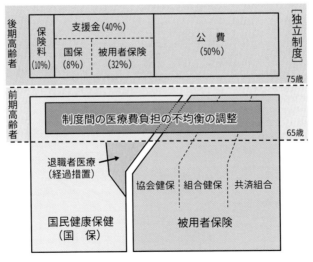

図6-1 医療保険制度の概要

表6-3 医療保険制度の種類（2020）

制　　度	国民健康保険	被用者保険（サラリーマン）			後期高齢者医療制度
	市町村国保	協会けんぽ	組合健保	共済組合	
保険者数	1,716	1	1,388	85	47
主な加入者区分	自営／退職者など	中小企業	大手企業	公務員，私学など	後期高齢者など*1
加入者数（万人） 内被扶養者（万人）	2,660 —	4,044 1,565	2,884 1,249	854 398	1,803 —
加入者平均年齢（歳）※	53.6	38.1	35.2	32.9	82.5
平均保険料※ （万円／年・人）*2	8.9	23.8	28.9	28.8	7.2
保険料負担率（%）	10.3	7.5	5.8	5.8	8.4
医療費（万円／年・人）※	37.9	18.6	16.4	16.3	95.4
公費負担（%）	50	16.4	なし*3	なし	50

表中，船員保険等の一部の保険を省略した．　※：2019 年
＊1：75 歳以上と 65 歳以上の障害認定者．　＊2：加入者一人当たり保険料額は，市町村国保・後期高齢者医療制度は現年分保険料調定額，被用者保険は決算における保険料額を基に推計．保険料額に介護分は含まない．
＊3：後期高齢者支援金等の負担が重い保険者等への補助．

　サラリーマンの退職者は国民健康保険（国保）に加入するが，高齢者の医療費が高額であり国保の保険料の負担が重くなる．この費用負担の不均衡の調整を行う制度が前期高齢者医療制度 (65 〜 74 歳) であり，被用者保険機関が費用の一部を負担する（図 6-1）．また 75 歳以上は後期高齢者医療制度に加入し，その費用の 9 割が公費と現役世代からの支援によって運用されている．

　給付は現物給付（診察，薬剤，治療，看護）の形をとる．保険証は，被保険者であることの証明であり，保険証がなければ全額を支払わねばならない．こうしたサービスの仕組みを図 6-2 に示す．

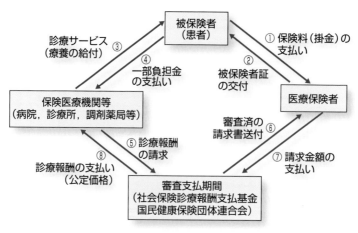

図6-2 医療保険システムの概要

2 医療保険の保険料(税)と給付

　医療保険は，保険料の納付と給付からなる．サラリーマンの場合，保険料（税）は給与とボーナスを含んだ標準報酬月額の一定割合であり，労使で折半する．この保険料率は特定保険料率（高齢者支援等）と基本保険料率の合計である．自営業等が加入する国民健康保険料は，予想される医療費（老健負担を含む）から，自己負担，国の補助を除いた必要金額を，各自治体が所得割り，資産割り，均等割り，平等割りの項目を適用して定めるため，自治体によって異なる．

　被保険者は，病気やけがの場合には医療サービスを，出産時，死亡時等には金銭給付を受ける（法定給付）．ただし，医療サービス利用時には原則3割の一部負担金がある［70歳以上は2割，75歳以上は1割（一定以上の所得者は2割，現役並み所得者は3割），未就学児は2割］．なお，共済組合，健康保険組合等では，法定給付に加えて付加給付を行うことがある．

3 公費負担による医療

　公費負担医療は，①国家補償的，②社会防衛的，③所得保障的なものに分類される．国家補償的な公費負担医療は，原爆医療のように国がその責任において医療を補償すべき性格のものである．社会防衛的なものは，感染防止のために患者を隔離収容する措置をとる場合に，患者に対し医療を補償するようなものである．所得保障的なものは，低所得者，身体障害者，老人などの経済的・社会的弱者に対して医療費負担を軽減するため，その医療費の一部を補償するものである．主な公費負担医療を表6-4に示す．

表6-4 主な公費負担医療制度

区分 / 法律	公費医療	内　容
感染症予防法	隔離収容	感染源対策，結核及び1類感染者
精神保健福祉法	措置入院	知事による措置入院
障害者自立支援法	支援医療	自立支援医療
母子保健法	養育医療	知事が未熟児の養育に必要な医療
児童福祉法	育成医療	身体障害児の育成に必要な医療
原爆援護法	医療	原爆被害者の医療
生活保護法	医療扶助	生活保護者の医療扶助
予防接種法	接種事故	予防接種事故の救済

3 ▷ 所得保障

1 公的年金制度

　落語にでてくる物知りの大家さんは，悠々自適の老後を送っている．こうした老後は蓄えがあったり扶養されることで可能となる．わが国の公的年金制度は，現役世代が老齢者の生活費を負担する世代間扶養の仕組みを採用している．これは，将来の物価上昇などによる実質価格の低下や生活水準の向上などの経済変動に対応しようとしたからである．しかし，老年人口の増加，将来の現役世代の減少，運用収入の低下，家族の扶養機能の低下などから，年金制度に対する信頼感が低くなりかけている．また，公的年金のみでは生活費に不足をきたすので，貯蓄などによって補う必要がある．

（1）保険料

　わが国の公的年金は，国民皆年金，社会保険方式（強制加入），世代間扶養の特徴をもつ．公的年金制度は，全国民に共通した国民年金（基礎年金）を1階部分とし，民間サラリーマンや公務員等はさらに厚生年金保険（2階部分）に加入し，希望する者はiDeCo（個人型確定拠出年金）等の私的年金に任意で加入する（3階部分）（**図6-3**）．保険料は必要な給付をまかなえるように決定される（**表6-5**）．

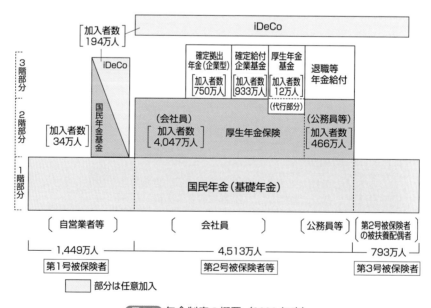

図6-3 年金制度の概要（2020年度）

表6-5 公的年金保険制度と保険料（2022 年）

被保険者	加入制度	保　険　料
自営業，農業者，学生等（20 〜 59 歳で下記以外の人）	国民年金 **第 1 号被保険者**	16,590 円 / 月（2022 年）．この同額が国庫負担である．物価と賃金の動向によって変動する．
事業所に雇用される 70 歳未満の人（民間サラリーマン，公務員，私立学校教員）	国民年金＋厚生年金 **第 2 号被保険者**	月収（標準月額報酬）の 18.3％．
第 2 号被保険者に扶養される 20 〜 59 歳の配偶者	国民年金 **第 3 号被保険者**	配偶者の所属する被用者年金制度全体で負担する．

　近年，第 1 号被保険者の納付率は，72％（2020 年度）である．非納付者には保険料の免除者（低所得者，障害者等）や学生の特例を含んでおり，納付義務者で納付しない人は減少している．また，企業年金に確定拠出型年金を取り入れるところが増えた．これは，年金のために企業が支出しなければならない金額（原資）は支出するが，年金給付額には責任を負わないものである．確定給付型では会社に運用を任せてきたものを，確定拠出型では個人が運用することとなり，運用の結果次第で年金額に差が生じる．

(2) 年金受給

　この制度では，基本的に①老齢になった場合，②病気やけがで障害をもった場合，③年金受給者または被保険者（加入者）が死亡した場合に，年金が支給される（**表 6-6**）．老齢基礎年金は，国民年金に 10 年以上加入していると受給できる．受給開始年齢は 65 歳を原則としている．老齢厚生年金も同様である．障害年金および遺族年金は，加入期間の 3 分の 1 以上の保険料の未納がなかったこと等を前提として，障害の程度や条件に応じた金額が支給される（遺族年金は老齢基礎年金の受給資格期間が 25 年以上であること）．

表6-6 公的年金の給付の種類

	① 老齢（退職）年金	② 障害年金	③ 遺族年金
基礎年金	老齢基礎年金	障害基礎年金	遺族基礎年金
厚生年金	老齢厚生年金	障害厚生年金	遺族厚生年金

　40 年間保険料を納めると老齢基礎年金の満額(2022 年度)は 777,792 円 / 年(6.4 万円 / 月)である．2020 年度における国民年金平均受給額（万円 / 月）は，老齢年金（5.6），障害年金（7.2），遺族年金（8.4）である．老齢厚生年金額は支払った保険料に連動する．厚生年金平均受給額（万円 / 月）は，老齢年金（14.6），障害年金（10.2），遺族年金（8.3）であった．なお，厚生年金受給額には国民年金分が含まれている．平均受給額から，年金のみで生活を維持するのは困難であることが判る．

2 生活保護の仕組み

(1) 生活保護法

　生活保護は，生活保護法（1950 年）によって行われる．生活保護法は①国家責任による困窮者の自立の援助，②困窮した理由を問わない無差別平等の原理，③健康で文化的な最低生活の水準と内容，④各人の努力が優先される保護の補足制の原理（資産の活用，親族の扶養優先など）を定めている．生活保護は世帯単位で行われ，労働の能力を有しながら働く意志のない者は除外される．最低生活費は，一般国民生活の動向や社会構造の変動を考慮して決定される．生活保護制度は生活のすべてをまかなう必要があることから，要保護者の生活需要の基準が細かく設定されている．保護の種類は 8 種類（生活扶助，教育扶助，住宅扶助，医療扶助，介護扶助，出産扶助，生業扶助，葬祭扶助）ある．

(2) 保護の実際

　生活保護を受けている人の推移を図 6-4 に示す．被保護階層は，高齢者，母子世帯，傷病者，心身障害者などのハンディキャップを負った者が約 9 割と大部分を占めている．

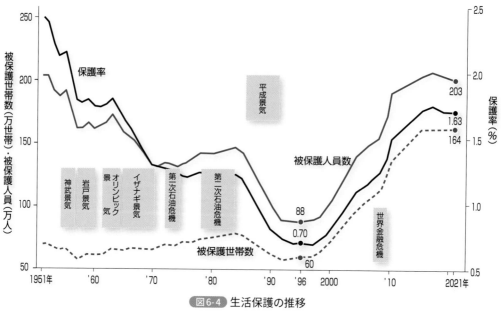

図6-4 生活保護の推移

（資料：厚生労働省「生活保護の動向」より）

表6-7 生活保護・生活扶助基準額（円）の例（2022 年）

	東京都区部	和歌山市
標準 3 人世帯（33，29，4 歳）	156,990	127,670
高齢者単身世帯（68 歳）	74,220	65,200
高齢者夫婦世帯（68，65 歳）	119,920	104,790
母子世帯（30，4，2 歳）	144,800	126,010

母子加算，児童養育加算，住宅扶助を除く

4▷ 社会福祉

社会福祉サービスは，母子福祉，児童福祉，障害者福祉，老人福祉などを含む．このうち，母子福祉に関連する母子保健は「5.2　母と子の保健」を，老人福祉は「5.5　中高年齢者の保健」を，障害者福祉は「3.7　精神保健」も参照のこと．

1 母子福祉

母子福祉は「母子及び父子並びに寡婦福祉法」にもとづき，資金の貸付などの経済的自立対策，母子家庭相談，母子福祉センターを中心とする生活指導や生業指導などを行っている．これらのサービスのほとんどは父子家庭にも適用される．

全国のひとり親世帯数は約142万世帯（2016年）で，全世帯の3％である．母子世帯に対しては，特に経済的自立の確保が必要とされる．

表6-8 ひとり親世帯の現状

項　目	単　位	母子世帯	父子世帯
❶ 世帯数（推計値）	万世帯	123.2	18.7
❷ ひとり親世帯になった理由　離婚	％	79.5	75.6
死別		8.0	19.0
❸ 就業状況　正規の職員・従業員		44.2	68.2
自営業	％	3.4	18.2
パート・アルバイト等		43.8	6.4
❹ 平均年間収入（世帯の収入）	万円	348	573
（母又は父の就労収入）		200	398

（資料：厚生労働省「全国ひとり親世帯調査」より）

2 児童福祉

戦災孤児の保護救済から始まった「児童福祉法」は，児童の育成の公的責任，児童の自立を支援し，児童虐待の発生予防という基本理念を付与され，18歳以下の全児童を対象としている．本法の下で乳児院，保育所，児童相談所，児童自立支援施設，児童養護施設などが設置されている．また，里親制度，児童手当制度がある．

3 障害者福祉

「障害者基本法」では，知的障害，精神障害，身体障害等を障害者としている．障害の種類にかかわらず，こうした障害者への対策を「障害者総合支援法」によって行っている．障害の予防のために，先天性代謝異常検査や乳幼児検診によって発達の遅れや障害の早期発見に努めている．また，障害者に相談，指導，療育，援助などの施策とコロニーなどの

設置が行われる．身体障害者には，日常生活用具・補装具や身体障害者手帳の交付が行われる．身体障害者は 436 万人，知的障害者は 109 万人，精神障害者は 419 万人である（内閣府令和 2 年版障害白書）．障害者（児）の推計値による状況を**図 6-5** に示す．

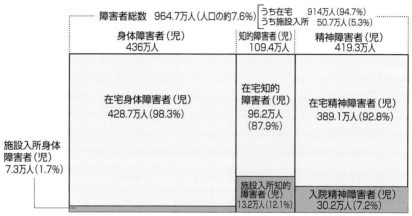

なお，身体障害者（児）には高齢者施設に入所している身体障害者は含まれていない．

図6-5 障害者の数（在宅・施設）

（資料：内閣府「令和 2 年版障害者白書」より作成）

5 ▷ 社会保障のコスト

　社会保障を行うにはコストがかかる．このコストは誰かが負担しなければならない．「金のなる木」は生えていないのである．コストは税や保険料などの形で納付する．先進国の国民所得に占める社会的な費用（税や社会保障負債など）の負担割合を**表 6-9** に示す．わが国では国民所得の約 44％（2019）程度の負担であるが，フランスのように 60％を超える国もある．高福祉には高負担が伴う．

表6-9 社会保険給付費，租税・社会保障負担率などの国際比較

国　名	社会支出の対国内総生産比	老年人口比率（65 歳以上人口比率）	租税・社会保障負担の対国民所得比（％）		
			租税負担	社会保障負担	計
日　本	22.9	28.3	25.8	18.6	44.4
アメリカ	24.1	16.2	23.9	8.5	32.4
イギリス	20.5	18.5	35.5	11.0	46.5
フランス	31.5	20.4	43.1	23.9	67.1
スウェーデン	25.5	20.2	51.3	5.2	56.4

（資料：財務省，負担率に関する資料 2019 年より）

老人人口比率が高くなれば，必然的に社会保障給付費は増加する．近年，国民1人当たりの収入（国民所得）や社会保険料収入は伸び悩んでいるが，社会保障サービスの費用は増加傾向にある（図6-6）．社会保険料で賄われているのは給付費の約半分で，不足分を税金で補っている．給付費の4割は年金で，3割は医療，介護は9％である．機能別には，高齢を理由とするものが47％で，3割が保健医療費である（図6-7）．

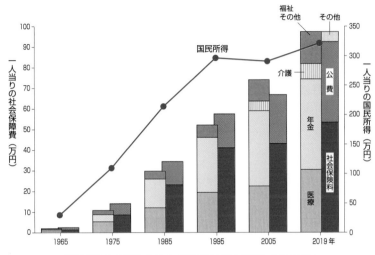

図6-6 1人当りの社会保障給付費の推移と国民所得

（資料：国立社会保障・人口問題研究所「社会保障費用統計」より）

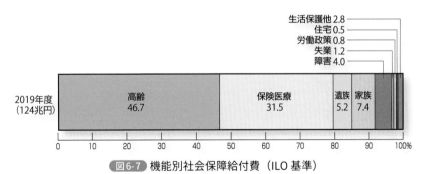

図6-7 機能別社会保障給付費（ILO 基準）

（資料：国立社会保障・人口問題研究所「社会保障費用統計」より）

第6章

社会保障のシステム

第6章の問題

❶ あなたの生涯生活設計をしてみよう．

❷ あなたが支払う税はどのように使われているだろうか．

❸ 現在の社会保障制度の抱える課題を検討し，新しい制度を考えてみよう．

定期試験対策のコツをこっそり教えます！

問題として作りやすい／作りにくいタイプがある.
教師になったつもりで考えてみよう.

1. 略号（まずは日本語訳）

① WHO　② BMI　③ POPs　④ ADI, TDI　⑤ PRTR　⑥ BOD, COD, DO
⑦ dB　⑧ ET　⑨ AIDS, HIV　⑩ SDGs　⑪ ppm,ppt　⑫ CFC, HFC　など

2. 定義（勝手に定義しない）

①健康（WHO）②健康指標（年齢調整死亡率, 周産期死亡率, 純再生産率, 平均余命, 従属人口指数）③労働災害指標（強度率, 度数率）④公害　⑤換気回数など

3. 用語の解説（書かなければならないポイントがある）

①量一反応関係　②活性汚泥法　③食事摂取基準　④水俣病　⑤オゾン層破壊
⑥潜函病　⑦人口ピラミッド　⑧富栄養化　⑨地球温暖化　⑩予防医学　など

4. 比較して特徴を解説（要点整理）

①相対危険度, 寄与危険度　②緩速ろ過, 急速ろ過　③断面, 患者対照, コホート調査　④食物系流行, 水系流行　⑤免疫の種類　など

5. 表・埋め込み・選択形式（記憶力の限界に挑む）

①検疫の対象疾病　②病原体と疾病の組み合わせ　③死因順位　④主な指標値
⑤職業病（病因・疾病・予防）など

6. 全体解説（〜について述べよ, 知るところを記せ）

①医療保険制度　②介護保険制度　③指標から見た日本の健康水準の状況
④循環器系障害の疫学　⑤生態系の特徴　⑥母子保健施策の概要　など

7. 応用問題（運と実力で勝負する）

具体的な事例に対する問題, あなたの考え方を問う, 横断的な事項（老人問題）など

付図・付表

付図・付表目次

資料

付図・付表

付図　問題となった主な化学物質の構造式

(1)オゾン層破壊・地球温暖化

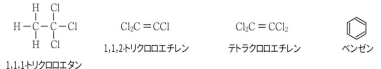

CH_4　　メタン

CFC-11
（クロロフルオロカーボン類）

CFC-113

HCFC-123
（ジクロロトリフルオロエタン）

ハロン1211

四塩化炭素

(2)トリハロメタン

$CHCl_3$
クロロホルム

$CHBrCl_2$
ブロモジクロロメタン

$CHBr_3$
ブロモホルム

(3)有機溶剤

1,1,1-トリクロロエタン

$Cl_2C = CCl$
1,1,2-トリクロロエチレン

$Cl_2C = CCl_2$
テトラクロロエチレン

ベンゼン

(4)環境ホルモン・農薬

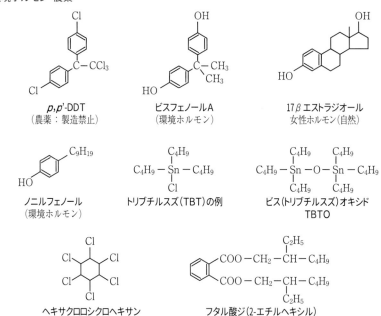

p,p'-DDT
（農薬：製造禁止）

ビスフェノールA
（環境ホルモン）

17β エストラジオール
女性ホルモン（自然）

ノニルフェノール
（環境ホルモン）

トリブチルスズ（TBT）の例

ビス(トリブチルスズ)オキシド
TBTO

ヘキサクロロシクロヘキサン
（HCH,BHC:農薬）

フタル酸ジ(2-エチルヘキシル)
（DEHP:プラスチック可塑剤）

(5)ダイオキシン類

2,3,7,8-TCDD
テトラクロロジベンゾジオキシン
（ダイオキシン中最も毒性が強い）

2,3,7,8-TCDF
テトラクロロジベンゾフラン

3,3',4,4',5-PCB
（コプラナPCBの一種）

付表1 わが国の主な指標の推移

指　標	1960年	1970年	1980年	1990年	2000年	2010年	2021年	単　位
日本人人口（総人口）	(93)	(104)	(117)	122 (124)	126 (127)	126 (128)	123 (125)	100万人
人口増減率	0.86	1.15	0.78	0.33	0.20	0.02	△0.51	%
自然増減率	9.6	11.8	7.3	3.3	1.8	△1.0	△5.1	人口千対(‰)
年少人口	30.2	24.0	23.5	18.2	14.6	13.2	11.8	%
生産年齢人口	64.1	68.9	67.3	69.5	68.1	63.8	59.4	
老年人口	5.7	7.1	9.1	12.0	17.4	23.0	28.9	
世帯数	22.5	29.9	35.3	40.3	45.5	48.6	51.8 †	百万世帯
単独世帯	3.9	5.5	6.4	8.4	11.0	12.4	14.9 †	
核家族世帯	10.1	17.0	21.3	24.2	26.9	29.1	31.0 †	
3世代世帯	—	5.7	5.7	5.4	4.8	3.8	2.6 †	
平均世帯人員	4.13	3.45	3.28	3.05	2.76	2.59	2.39 †	人
65歳以上のいる世帯数	—	—	8.5	10.8	15.6	20.7	25.6 †	百万世帯
単独世帯			0.9	1.6	3.1	5.0	7.4 †	
夫婦のみ			1.4	2.3	4.2	6.2	8.3 †	
親と未婚の子のみ			0.9	1.3	2.3	3.8	5.1 †	
出生数	16.1	19.3	15.8	12.2	11.9	10.7	8.1	10万人
出生率	17.2	18.8	13.6	10.0	9.5	8.5	6.6	人口千対
合計特殊出生率	2.00	2.13	1.75	1.54	1.36	1.39	1.30	
純再生産率	0.92	1.00	0.84	0.74	0.65	0.67	0.64*	
妊産婦死亡率	117.5	48.7	19.5	8.2	6.3	4.1	2.7*	出産10万対
人工妊娠中絶数	106.3	73.2	59.8	45.7	34.1	21.3	14.1*	万件
死産率	100.4	65.3	46.8	42.3	31.3	24.2	19.7	出産千対
自然死産	52.3	40.6	28.8	18.3	13.2	11.2	9.8	
人工死産	48.1	24.7	18.0	23.9	18.1	13.0	9.9	
周産期死亡率	—	—	20.2	11.1	5.8	4.2	3.4	出産千対
早期新生児死亡率	—	—	3.9	1.9	1.3	0.8	0.6	出産千対
新生児死亡率	17.0	8.7	4.9	2.6	1.8	1.1	0.8	
乳児死亡率	30.7	13.1	7.5	4.6	3.2	2.3	1.7	
死亡率　　総数	7.6	6.9	6.2	6.7	7.7	9.5	11.7	人口千対
男	8.2	7.7	6.8	7.4	8.6	10.3	12.4	
女	6.9	6.2	5.6	6.0	6.8	8.7	11.1	
死因別の死亡率（全）	756	691	621	668	766	947	1173	人口10万対
悪性新生物	100	116	239	177	235	280	311	
心疾患	73	87	106	135	117	150	175	
脳血管疾患	161	176	140	99	106	98	85	
肺炎	40	27	28	56	69	94	60	
不慮の事故	42	43	25	26	31	32	31	
自殺	22	15	18	16	24	23	17	
老衰	58	38	28	20	17	36	124	
腎不全	—	—	6	13	14	19	23	
肝疾患	14	17	16	16	13	13	15	
糖尿病	3	7	7	8	10	11	12	
結核	34	15	6	3	2	2	2	
年齢調整死亡率　男	14.8	12.3	9.2	7.5	6.3	5.4	4.5*	人口千対
女	10.4	8.2	5.8	4.2	3.2	2.7	2.4*	
3大死因死亡割合	44.2	54.8	61.9	61.5	59.8	55.6	48.7	%（死亡総数に対し）
悪性新生物	13.3	16.8	22.4	26.5	30.7	29.5	26.5	
心疾患	9.7	12.5	17.1	20.2	15.3	15.8	14.9	
脳血管疾患	21.2	25.4	22.5	14.9	13.8	10.3	7.3	
婚姻率	9.3	10	6.7	5.9	6.4	5.5	4.1	人口千対
離婚率	0.74	0.93	1.22	1.28	2.10	1.99	1.50	

＊2020年，† 2019年

付図・付表

付表2 主な指標の日本と欧米諸国との比較*

指　　標		日　本	アメリカ	フランス	イギリス	スウェーデン	単　位
出生率		6.8	11.4	11.0	10.2	11.2	A
合計特殊出生率		1.33	1.64	1.83	1.68	1.67	%
死亡率	総　数	11.1	8.5	9.0	9.1	9.1	A
	男	11.8	8.7	9.5	9.3	8.6	
	女	10.5	8.2	9.0	9.3	8.8	
65歳以上の死亡割合		90.8	74.2	84.2	84.3	88.6	%
年齢調整死亡率**		277.3	475.2	353.7	401.7	352.9	B
自殺率（男）		22.6	21.8	20.6	11.4	17.3	B
妊産婦死亡率		2.7	31.3	4.4	6.6	3.5	D
周産期死亡率***		2.1	6.0	11.8	6.2	4.7	C
妊娠満28週以降の死産比		1.5	2.9	10.2	4.0	3.8	
早期新生児死亡率		0.7	3.2	1.6	2.2	0.9	
新生児死亡率		0.8	3.8	2.6	2.9	1.4	
乳児死亡率		1.8	5.6	3.6	3.9	2.1	
1～4歳死亡率（男女平均）		12.8	24.8	16.5	12.9	11.8	B
5～14歳死亡率（男女平均）		7.1	13.1	7.7	8.2	6.0	
がん年齢調整死亡率：総数		90.1	106.2	115.9	122.8	96.4	B
同：胃		9.9	2.1	3.2	3.3	2.6	
同：肺		17.0	26.2	25.6	26.6	15.8	
同：乳房		9.6	14.5	17.1	17.3	12.3	
脳血管疾患：死亡率		83.5	44.0	48.4	57.5	55.8	B
同：年齢調整死亡率		20.1	21.2	15.6	22.1	19.1	
心疾患：総数（男女平均）死亡率		166.6	181.6	139.3	144.9	―	B
同：虚血性心疾患（〃）死亡率		54.9	112.8	52.2	101.0	―	
平均寿命	男	81.6	76.3	79.1	79.1	80.6	歳
	女	87.7	81.4	85.1	85.1	84.3	
成人喫煙者率	男	27.1	24.9	34.6	15.9	―	%
	女	7.6	17.1	26.5	12.5	―	
離婚率		1.57	2.7	1.93	1.68	2.47	A

　＊　データの取得年は国や項目によって数年の違いがある．多くは日本で2020年，他の国で2016～2020年．
　＊＊　年齢調整死亡率の基準人口は世界人口であり，**付表1**とは異なる．
＊＊＊　変更前の定義（妊娠満28週以降の死産比）．
　　　単位：A：人口千対，B：人口10万対，C：出生千対，D：出生10万対．

呼吸器，消化器，ウイルス性肝炎，動物媒体，性感染症の主要なものを示す．

付表3-1 1 類感染症の特徴

疾 病	主な発生地域	感染経路		潜伏期間	致死率
		動物→人	人→人		
ラッサ熱	西・中央アフリカ	ネズミ（糞・尿）	血液・性的接触	6 ～ 21 日	入院：15 ～ 20% 感染：1 ～ 2%
エボラ出血熱	西・中央アフリカ	不明	血液・性的接触	2 ～ 21 日	50 ～ 90%
マールブルグ病	アフリカ中東部・南部	不明	血液・性的接触	3 ～ 9 日	約 25%
クリミア・コンゴ出血熱	アフリカ中央・南部，中近東，旧ソ連，東欧，中央アジア	家禽・野生のほ乳類（ダニ媒介）	血液	3 ～ 12 日	15 ～ 30%
ペスト	東南アジア，中央アフリカ，南米	ネズミ・犬・猫（ノミ媒介）	飛沫感染（肺ペスト）	1 ～ 7 日	約 10%，未治療で 50% 以上
痘そう	―	―	接触・飛沫感染	7 ～ 16 日	20 ～ 50%
南米出血熱	中南米	ネズミ（排泄物，唾液，血液等）	血液・性的接触	7 ～ 14 日	約 30%

資 料

付図・付表

151

付表3-2 呼吸器系感染症

病名 / 病原体	潜伏期 / 感染源	症 状	備考（予防・その他）
麻しん（はしか）ウイルス	約10日	2〜3歳に多い．発熱，せき，眼の充血，めやに分泌，口内に点状の斑点，発しん	感受性指数95％以上，終生免疫，ワクチン有効．人込みにつれていかないこと．
インフルエンザ ウイルス	1〜3日	発熱，頭痛，筋肉痛，関節痛，全身倦怠，のどの痛み，せき，鼻水，声がれ（**本文参照**）	ワクチン有効（適切な型別ワクチンが必要）
かぜ ウイルス・細菌			鼻・喉の急性炎症で，かぜという病気はない．
百日せき 細菌	7〜14日 泡沫感染	小児感染症．たんのからまない乾いたせきから強いせきに，約4〜6週持続する．	終生免疫 死菌ワクチン有効．
しょう紅熱 細菌	2〜7日 化膿症の患部	2〜7歳ころ多発．突然の発熱，咽頭痛ではじまる．発しんは首，体，四肢に多い．熱は3〜8日で下がり，皮膚の落屑が現れる．	どこにもいる菌．1回の罹患で終生免疫を得る．菌の毒素によってさまざまな症状がある．
ジフテリア 細菌	2〜7日	2〜4歳好発．喉頭内が乳白色〜灰黄白色．発熱・咽頭痛・せき・呼吸困難を伴う．	免疫性は短期で，数回罹患することあり，ジフテリア血清有効．
風しん（三日はしか）ウイルス	14〜21日 血液	3〜10歳好発．発熱（38〜40℃），発しん，リンパ節腫脹．	不顕性感染が20〜40％．妊娠初期の罹患は脳，心臓，眼の奇形児の出産の恐れ．大人では重度．
流行性脳脊髄膜炎 細菌	2〜10日 接触感染	発熱，頭痛，悪心，嘔吐をもって発症．頸部強直，出血性発しんを伴うことあり，意識・精神障害あり．	若年者に好発．最近は減少した．
流行性耳下腺炎 ウイルス	14〜24日 尿，接触感染	発熱と唾液腺のはれ・痛み．おたふくかぜといわれる．	不顕性感染が多い（30〜40％）．冬〜春に好発．託児所，小学校に多発．
レジオネラ症（在郷軍人病）細菌	2〜10日 冷却水，温泉水，シャワー浴	肺炎の一種で日和見感染．倦怠感・筋肉痛・頭痛から発熱（40℃），悪寒，乾咳・呼吸困難，胃腸炎症状，精神錯乱．	自然界に広く分布する菌．環境水中では藻類・アメーバなどと共生関係にある．
アデノウイルス型肺炎 ウイルス	2日，糞使（間接接触）	肺炎の一種，発熱（38℃以上），せき，意識障害，けいれん，浮腫，下痢，嘔吐	心肺機能低下者，免疫機能低下者，虚弱乳幼児，老人では重篤な症状．後遺症が残る場合あり．
ハンセン病（らい）細菌	3〜15年 皮膚の傷口・鼻口・鼻の粘膜	緩慢な進行．皮膚・鼻粘膜・体表面の神経・目・睾丸などが侵されやすい．顔面や四肢の変形・皮膚潰瘍．	長期間患者と接触しなければ感染しない．伝染力は弱い．完治する．小児期に感染しやすい．
結核 細菌	2年以内 塵埃感染	持続的なせき・たん，微熱・倦怠感，胸痛	ツベルクリン反応．肺以外の臓器にも病巣を作る．

付表3-3 消化器系感染症

病名 / 病原体	潜伏期 / 感染源	症　状	備考（予防・その他）
コレラ 細菌	1～5日	嘔吐, 米のとき汁様の頻回の下痢, 脱水症状, 体温低下	ワクチンによる人工免疫可能.
赤痢 細菌／アメーバー	2～7日 水系汚染	下腹部痛, 頻回下痢, しぶり腹, 粘血便, 発熱, 嘔吐. 乳幼児は高熱, 脳神経症状, 循環障害（疫痢）.	アメーバ型はわが国ではほとんど発生していない. 人工免疫が困難.
腸チフス 細菌	7～30日	発熱（39～40℃）, 第2週に意識障害, 腹・背・胸にバラしんの出現.	人工免疫が可能.
パラチフス 細菌	4～10日	パラチフスはやや症状が軽い.	
伝染性下痢症 ウイルス	3～5日	大量の水様性下痢, 1日数回～40回. 1週間程度で正常便.	有効な抗生物質はない. 罹患者は少ない.
急性灰白髄炎 （ポリオ） ウイルス	3～10日 下水, 排水路, 浴場, 接触感染	感染者の5％以下が発症. 発症者の5～10％以下が麻ひ型.	経口的ワクチン接種（セービン）有効.
クリプトスポリジウム 原虫	2～12日 飲食物・水道水系汚染	水様性・粘液性下痢, 腹痛（血便なし）, 発熱（38℃）. 通常5～14日で自然治療.	糞便中のオーシストは通常の薬剤（塩素消毒など）で死滅しない. 乾燥・加熱（70℃以上）で死滅する.
細菌性食中毒 細菌	1時間～3日 食品	発熱, 嘔吐, 下痢, 腹痛, 頭痛, 神経症状（ボツリヌス）.	食品中で増殖した細菌（毒素）の摂取による.

付表3-4 ウイルス性肝炎の特徴

タイプ	感染経路	潜伏期・症状	備　考
A型	水系感染	1月 発熱, 食欲不振, 黄疸.	流行性肝炎, 散発的発生, 流行地域がある. 不顕性感染が多い. 1～2ヵ月の安静で治癒. ワクチンあり. 慢性化せず, 激症肝炎にならない.
B型 DNA型	輸血, 母子感染, 夫婦間感染, 医療事故など	1～数カ月（B型）, 2週～3ヵ月（C型）, 3～20週（D型）, 2～7週（E型）, 黄疸, 吐き気, 嘔吐, 体のだるさ, 手掌紅斑. 初期症状は風邪に似ているため, 見過ごされやすい.	ワクチンあり. 母子感染者はキャリアになりやすい. 人口の数％がHBVキャリア. 急性肝炎の1/3がHBVキャリアからの発症. キャリアの10％が慢性に移行. 妊娠検診で検査.
C型 RNA型	輸血, 医療事故など		人口の1～2％がHCVキャリア. キャリアの20％が慢性に移行. C型慢性肝炎の1/7が肝硬変, 1/10が肝がんに移行.
D型 RNA型	血液, 体液		B型肝炎ウイルスが存在するときのみ感染する. B型肝炎の重症化, がん化.
E型 RNA型	便（水, 食物）		妊婦で重い症状が出る. 慢性肝炎, キャリアに移行しない.

付表3-5 動物媒介感染症

病名／病原体	媒介動物	症 状 など
日本脳炎 ウイルス	カ	発熱，意識混濁，妄想，躁狂 致死率 20 〜 50%
マラリア 原虫	カ	悪寒戦慄をもって始まり，30 分後には高熱を発し，頭痛，うわ言，口渇，嘔吐，下痢をともなう．3 〜 6 時間後発汗解熱．
つつが虫病 リケッチア	ダニ （ツツガムシ）	近年増加した．致命率 1 〜 40%，人からの感染はない． 全身倦怠，食欲不振などから悪寒，発熱，頭痛，結膜充血，発しん（疹）． かつては，信濃川・阿賀野川流域などや富士山麓・伊豆七島に限って発生する風土病とされていたが，近年全国的に発生する．

付表3-6 性感染症

疾病／病原体	症 状
梅毒 トレポネーマ （スピロヘータ）	1 〜 4 期に分けられ，各期の間は無症状で推移する． 1 期（感染後 3 週）感染部位に初期硬結（しこり），無痛性の局所リンパ節の腫大， 2 期（感染後 3 ヵ月）バラしん（疹），リンパ節腫大， 3 期（感染後 3 年）皮膚・粘膜・内臓にゴム様の弾性のある肉芽性病変 母子感染：先天性梅毒
淋病 細菌	潜伏期は，2 〜 7 日，尿道や性器の化膿，尿への膿の混入． 男性は尿道炎→前立腺→精嚢→精巣上体へ，女性は尿道→膣→子宮頸管へと進展する．
陰部ヘルペス ウイルス	外陰部に疼痛を伴う小水泡形成．母子感染．
後天性免疫不全症候群（AIDS） ウイルス	輸血，母子感染もあり，潜伏期は 1 〜 6 ヵ月．感染後 1 〜 2 週間で一過性の発熱，食欲不振，関節痛，リンパ節腫大，感染後 6 〜 8 週目で HIV 抗体検査結果が陽性，その後，数年〜 10 数年間無症状のまま経過する．その後，微熱，体重減少，リンパ節腫大，易疲労，盗汗（寝汗）などの症状（エイズ関連症候群）が発症する．免疫機能が低下して起こる全身的な症状，日和見感染（カリニ肺炎，カンジダ症，サイトメガロウイルス感染症，ヘルペス感染症，クリプトコックス症など）や悪性腫瘍（悪性リンパ腫，カポジ肉腫）などの症状が表れる．大部分が発病後 1 〜 2 年で死亡する．
膣トリコモナス 原虫	外子宮口に特有の黄緑色泡状分泌物を出す． 外陰部びらん，かゆみ，灼熱感．
外陰部カンジダ症 真菌	常在菌．外陰部に発赤，湿潤，腫脹があり，かゆみを伴う． 表面に白色のコケ様のものが付着する．特有のおりもの．
陰部クラミジア リッチケア	男性：排尿時の痛み，膿性の尿． 女性：子宮頸部の炎症から卵管，骨盤内へ進展．母子感染．

付表4-1 大気汚染にかかわる環境基準・指針

物　　　質	環 境 上 の 条 件
二酸化硫黄（SO₂）	1時間値の1日平均値が0.04 ppm以下で，1時間値が0.1 ppm以下．
一酸化炭素（CO）	1時間値の1日平均値が10 ppm以下で，1時間値の8時間平均値が20 ppm以下．
浮遊粒子状物質（SPM）	1時間値の1日平均値が0.10 mg/m³以下で，1時間値が0.20 mg/m³以下．浮遊粒子状物質とは大気中に浮遊する粒子状物質で，その粒径が10 μm以下のものをいう．
微小粒子状物質（PM 2.5）	1年平均値が15 μg/m³以下で，1日平均値が35 μg/m³以下．
二酸化窒素（NO₂）	1時間値の1日平均値が0.04 ～ 0.06 ppm内又はそれ以下．
光化学オキシダント（Ox）	時間値が0.06 ppm以下．光化学オキシダントは，オゾン，PANその他の光化学反応により生成される酸化性物質．
ベンゼン[1]	0.003 mg/m³以下（年平均値）
トリクロロエチレン[1]	0.13 mg/m³以下（年平均値）
テトラクロロエチレン[1]	0.2 mg/m³以下（年平均値）
ジクロロメタン[1]	0.15 mg/m³以下（年平均値）
ダイオキシン類	0.6 pg-TEQ/m³以下（年平均値）であること．TEQ（Toxic Equivalents；毒性等量）：異性体の毒性を2, 3, 7, 8-TCDDに相当する値に変換して総毒性量としてあらわしたもの．

1）工業専用地域，車道など一般公衆が通常生活していない場所については，適用しない．

付表4-2 水質汚濁にかかわる環境基準

付表4-2a　人の健康の保護：公共用水域・地下水（mg/L以下）

項　目	基準値	項　目	基準値	項　目	基準値
カドミウム	0.003	ジクロロメタン	0.02	テトラクロロエチレン	0.01
全シアン	ND	四塩化炭素	0.002	1,3-ジクロロプロペン	0.002
鉛	0.01	1,2-ジクロロエタン	0.004	チウラム	0.006
六価クロム	0.02	1,1-ジクロロエチレン	0.1	シマジン	0.003
ヒ素	0.01	シス-1,2-ジクロロエチレン	0.04	チオベンカルブ	0.02
総水銀	0.0005	1,1,1-トリクロロエタン	1	ベンゼン	0.01
アルキル水銀	ND	1,1,2-トリクロロエタン	0.006	セレン	0.01
PCB	ND[1]	トリクロロエチレン	0.01	フッ素	0.8
ホウ素	1	硝酸性窒素及び亜硝酸性窒素	10	ダイオキシン類	lpg-TEQ/L以下
				1,4-ジオキサン	0.05

備考：基準値は年間平均値とする．ただし，全シアンは，最高値とする．
1）ND：検出されないことで，指定した測定方法による結果がその定量限界を下回ること．

付表 4-2b　生活環境の保全 (1)

類型	利用目的の適応性	基　準　値				
河　川		pH	BOD mg/L 以下	SS mg/L 以下	DO mg/L 以下	大腸菌群数 CFU/100mL 以下
AA	水道1級[4], 自然環境保全[3]	6.5 以上 8.5 以下	1	25	7.5	20
A	水道2級, 水産1級[5], 水浴		2			300
B	水道3級, 水産2級		3		5	1,000
C	水産3級, 工業用水1級[6]		5	50		—
D	工業用水2級, 農業用水	6.0 以上 8.5 以下	8	100	2	—
E	工業用水3級, 環境保全[7]		10	NG		—
湖　沼		pH	COD	SS	DO	大腸菌群数
AA	水道1級, 水産1級, 自然環境保全	6.5 以上 8.5 以下	1	1	7.5	20
A	水道2, 3級, 水産2級, 水浴		3	5		300
B	水道3級, 工業用水1級, 農業用水		5	15	5	—
C	工業用水2級, 環境保全	6.0 以上 8.5 以下	8	NG	2	—
海　域		pH	COD	油分等	DO	大腸菌群数
A	水産1級, 水浴, 自然環境保全	7.8 以上 8.3 以下	2	ND	7.5	300
B	水産2級, 工業用水		3		5	—
C	環境保全	7.0 以上 8.3 以下	8	—	2	—

備考　1.　pH：水素イオン濃度, BOD：生物化学的酸素要求量, SS：浮遊物質量, DO：溶存酸素量,
　　　　　NG：ごみ等の浮遊が認められないこと, 油分等：n-ヘキサン抽出物質, CFU：コロニー形成単位
　　　2.　基準値は, 日間平均値とする.
　　　3.　自然環境保全：自然探勝等の環境保全
　　　4.　水道：1級＝ろ過等による簡易な浄水操作を行うもの, 2級＝沈殿ろ過等による通常の浄水操作を行うもの,
　　　　　3級＝前処理等を伴う高度の浄水操作を行うもの
　　　5.　水産：1級＝ヤマメ, イワナ等貧腐水性水域の淡水産生物用・マダイ, ブリ, ワカメ等の海産生物用,
　　　　　2級＝サケ科・アユ等貧腐水性水域の淡水産生物用・ボラ, ノリ等の海産生物用,
　　　　　3級＝コイ, フナ等のβ-中腐水性水域の水産生物用
　　　6.　工業用水：1級＝沈殿等による通常の浄水操作を行うもの,
　　　　　2級＝薬品注入等による高度の浄水操作を行うもの, 3級＝特殊の浄水操作を行うもの
　　　7.　環境保全：国民の日常生活（沿岸の遊歩等を含む）において不快感を生じない限度

付表 4-2c　生活環境の保全 (2)　（河川・湖沼・海域共通）

	生物A	生物特A	生物B	生物特B
全亜鉛	0.03	0.03	0.03	0.03
ノニルフェノール	0.001	0.0006	0.002	0.002
直鎖アルキルベンゼンスルホン酸及びその塩	0.03	0.02	0.05	0.04

備考：単位は年間平均値で, mg/L 以下.
　生物A：イワナ, サケ, マス等比較的低温域を好む水生生物及びこれらの餌生物が生息する水域.
　生物特A：生物Aの水域のうち, 生物Aの欄に掲げる水生生物の産卵場（繁殖場）又は幼稚仔の生育場として特
　　　　　に保全が必要な水域.
　生物B：コイ, フナ等比較的高温域を好む水生生物及びこれらの餌生物が生息する水域.
　生物特B：生物A又は生物Bの水域のうち, 生物Bの欄に掲げる水生生物の産卵場（繁殖場）又は幼稚仔の生育
　　　　　場として特に保全が必要な水域.

付表 4-2d　生活環境の保全（3）

類型	利用目的の適応性	基準（mg/L 以下）	
湖沼（天然湖沼及び貯水量 1,000 万 m³ 以上の人工湖）		全窒素	全リン
I	自然環境の保全	0.1	0.005
II	水道1，2，3級（特殊なものを除く） 水浴，水産1種（サケ科・アユ等の水産生物用）	0.2	0.01
III	水道3級（特殊なもの）	0.4	0.03
IV	水産2種（ワカサギ等の水産生物用）	0.6	0.05
V	工業用水，農業用水，環境保全，水産3種（コイ，フナ等の水産生物用）	1.0	0.1
海域		全窒素	全リン
I	自然環境保全	0.2	0.02
II	水浴，水産1種（多様な水産生物がバランス良く，かつ，安定して漁獲される）	0.3	0.03
III	水産2種（一部の底生魚介類を除き，魚類を中心とした水産生物が多獲される）	0.6	0.05
IV	工業用水，生物生息環境保全（底生生物が生息可能），水産3種（汚濁に強い特定の水産生物が主に漁獲される）	1	0.09

備考
1. 基準値は，年間平均値とする．用語は，付表 4-2b の備考を参照．
2. 類型の指定は植物プランクトンの著しい増殖を生ずるおそれがある湖沼・海域について行う．
3. この他，湖沼・海域においては底層溶存酸素量の基準がある．

付表4-3 土壌の汚染にかかわる環境基準

項　目	mg/L 以下（検液中）[1]	項　目	mg/L 以下
カドミウム	0.003，0.4 mg 以下 /kg 米	1,1-ジクロロエチレン	0.1
全シアン	ND	1,2-ジクロロエチレン	0.04
有機リン[2]	ND	1,1,1-トリクロロエタン	1.0
鉛	0.01	1,1,2-トリクロロエタン	0.006
六価クロム	0.05	トリクロロエチレン	0.01
総水銀	0.0005	テトラクロロエチレン	0.01
アルキル水銀	ND	1,3-ジクロロプロペン	0.002
PCB	ND	チウラム	0.006
銅	125 mg 未満 /kg 土壌（田）	シマジン	0.003
ジクロロメタン	0.02	チオベンカルブ	0.02
四塩化炭素	0.002	ベンゼン	0.01
ヒ素	0.01，15 mg 未満 /kg 土壌（田）	セレン	0.01
ダイオキシン	1000 pg-TEQ/g 土壌	フッ素	0.8
1,2-ジクロロエタン	0.004	ホウ素	1.0
クロロエチレン	0.002	1,4-ジオキサン	0.05

備考
1. 指定した方法で検液を作成したときの濃度．
2. 有機リンとは，パラチオン，メチルパラチオン，メチルジメトン，EPN をいう．

資　料

付図・付表

157

付表4-4 騒音にかかわる環境基準

付表 4-4a 道路に面する地域等の基準値（単位：デジタル）

地　域　の　類　型	時間の区分	
道路に面する地域以外の地域	**昼間**	**夜間**
ＡＡ：療養施設などが集合している地域などで，とくに静穏を要する地域	50 以下	40 以下
Ａ：もっぱら住居の用に供される地域 Ｂ：主として住居の用に供される地域	55 以下	45 以下
Ｃ：相当数の住居とあわせて商業，工業などの用に供される地域	60 以下	50 以下
道路に面する地域	**昼間**	**夜間**
Ａ地域のうち2車線以上を有する道路に面する地域	60 以下	55 以下
Ｂ地域のうち2車線以上の車線を有する道路に面する地域 Ｃ地域のうち車線を有する道路に面する地域	65 以下	60 以下
幹線に近い地域の特例		
幹線に近い地域で，個別の住居等で窓を閉めた状態の生活が主であるものは，屋内において	70 以下	65 以下

備考
1. 音の強さは等価騒音レベル（L_{Aeq}）とする．普通騒音計を用いて測定する場合は，測定時間（T）全体にわたって一定時間間隔ごとに騒音レベルを測定し（LA_1, LA_2, $LA_3 \cdots LA_n$），次式より求めることができる．

$$L_{Aeq,T} = 10 \log \left\{ \frac{1}{n} \left(10^{LA_1/10} + 10^{LA_2/10} + \cdots + 10^{LA_n/10} \right) \right\}$$

ただし，n は測定総数である．

付表 4-4b 新幹線鉄道と航空機の基準値

地　域　の　種　類	新幹線鉄道（デシベル）	航空機（L den）
Ⅰ：主として（もっぱら）住居の用に供される地域	70 以下	57 以下
Ⅱ：商工業の用に供される地域などⅠ以外の地域であって通常の生活を保全する必要がある地域	75 以下	62 以下

1. 新幹線騒音は，上下20本の列車のピークレベルを求め，上位半数のものをパワー平均して評価する．
2. 航空機騒音の評価は，L den（時間帯補正等価騒音レベル）で行う．L den を求めるには，1日の騒音を22〜7，7〜19，19〜22時の3区分帯にそれぞれ＋10，0，＋5 dB を追加して平均的な騒音パワー平均を求める．この1日騒音を測定日にわたってパワー平均したものが L den である．

付表5 家庭用品に関わる基準（概要）

付表5-1 「有害物質を含有する家庭用品の規制に関する法律」の基準

用 途	化学物質名	対象家庭用品	基 準
防菌・防か び剤	トリフェニルスズ化合物・トリブ チルスズ化合物，有機水銀化合物	乳幼児用，下着等，衛生用品	Sn 1 mg/kg 以下
防炎加工剤	APO，TDBPP，BDBPP 化合物	寝衣，寝具，カーテン及び床 敷物	検出せず
防虫加工剤	ディルドリン	乳幼児用の下着等，中衣，外衣， 帽子，寝具及び床敷物	30 ppm 以下
樹脂加工剤	ホルムアルデヒド	① 乳幼児用の下着等，中衣， 　外衣，帽子，寝具 ② 下着等，接着剤	①検出せず ② 75 ppm 以下
洗浄剤	塩化水素，硫酸，水酸化ナトリウ ム，水酸化カリウム	液状住宅用洗浄剤	酸 10 % 以下， アルカリ5%以下
溶剤	テトラクロロエチレン，トリクロ ロエチレン	家庭用エアゾル，洗浄剤	0.1%以下
	メタノール	家庭用エアゾル	5 w/w % 以下
噴霧剤	塩化ビニル	家庭用エアゾル	検出せず
木材防腐・ 防虫剤	ジベンゾ［a, h］アントラセン ベンゾ［a］アントラセン ベンゾ［a］ピレン	クレオソート油を含む材	3 ppm 以下
		クレオソート油を含む防腐・ 防虫剤	10 ppm 以下
染料	アゾ化合物	乳幼児用，下着等，革製品	30 μg/g 以下

備考1：対象家庭用品は，おおよその対象である．乳幼児用：おしめ，おしめカバー，よだれ掛けなど，
　　　　下着等：下着，寝衣，手袋，くつしたなど，衛生用品：衛生バンド，衛生パンツなど，
　　　　接着剤：かつら，つけまつげ，くつしたどめに使用される接着剤．
備考2：APO：トリス（1-アジリジニル）ホスフィンオキシド，TDBPP：トリス（2,3-ジブロムプロピル）ホスフェ
　　　　イト，BDBPP 化合物：ビス（2,3-ジブロムプロピル）ホスフェイト化合物，DTTB：4,6-ジクロル-7-（2,4,5-
　　　　トリクロルフェノキシ）-2-トリフルオルメチルベンズイミダゾール，ディルドリン

付表5-2 各種材質・溶出試験の基準

食品用金属缶	ヒ素（0.2 ppm），鉛（0.4 ppm），カドミウム（0.1 ppm）， フェノール（5 ppm），ホルムアルデヒド（ND）， エピクロルヒドリン（0.5 ppm），塩化ビニル（0.05 ppm）
食品用器具（ガラス， 陶磁器，ほうろう）	鉛*（0.4 ～ 2.0 mg/L，1 ～ 8 μg/cm^2）， カドミウム*（0.05 ～ 0.5 mg/L，0.5 ～ 0.7 μg/cm^2）
ゴム製ほ乳器具	鉛*（100 ppm 以下），カドミウム*（100 ppm 以下），フェノール（5 ppm 以下）， ホルムアルデヒド（検出せず），重金属（1 ppm 以下）など
食品用器具，容器包 装用ゴム	フェノール（5 ppm 以下），ホルムアルデヒド（検出せず）， 重金属（1 ppm 以下），蒸発残留物（60 ppm 以下）など
食品包装用合成樹脂 　ポリカーボネイト 　ポリ塩化ビニル	ビスフェノールA*（500 ppm），ジフェニルカーボネート*（500 ppm）， アミン類*（1 ppm）など ジブチルスズ化合物*（50 ppm），クレゾールリン酸エステル*（1000 ppm）， 塩化ビニルモノマー*（1 ppm）など

備考：溶出条件等は対象物によって異なる．　＊材質試験

付表・付表

付表6 食事摂取基準（2020年度版）

付表6-1 食事摂取基準を設定した栄養素と策定した指標[1]（1歳以上）

基　準　量		推定平均必要量（EAR）	推奨量（RDA）	目安量（AI）	目標量（DG）	耐容上限量（UL）
タンパク質		○	○	—	○	—
脂　質	総脂質，飽和脂肪酸	—	—	—	○	—
	n-6，n-3系脂肪酸	—	—	○	—	—
炭水化物，食物繊維，エネルギー産生栄養素バランス		—	—	—	○	—
ビタミン	水溶性 VB₁，VB₂，VB₁₂，VC	○	○	—	—	—
	VB₆，ナイアシン，葉酸	○	○	—	—	○
	ビオチン，パントテン酸	—	—	○	—	—
	脂溶性 VA	○	○	—	—	○
	VE，VD	—	—	○	—	○
	VK	—	—	○	—	—
ミネラル	マグネシウム，カルシウム	○	○	—	—	—
	ナトリウム	○	—	—	○	—
	カリウム	—	—	○	○	—
	リン	—	—	○	—	○
微量元素	クロム	—	—	○	—	○
	モリブデン，鉄，銅，亜鉛，セレン，ヨウ素	○	○	—	—	○
	マンガン	—	—	○	—	○

葉酸とマグネシウムの上限度は，通常の食品以外からの摂取について定めた.
1) 一部の年齢階級についてだけ設定した場合も含む.

付表6-2 エネルギーの食事摂取基準：推定エネルギー必要量（kcal/日）（一部のみ）

性　別	男　性			女　性		
身体活動レベル	I（低い）	II（ふつう）	III（高い）	I（低い）	II（ふつう）	III（高い）
0〜5（月）	—	550	—	—	500	—
6〜8（月）	—	650	—	—	600	—
9〜11（月）	—	700	—	—	650	—
1〜2（歳）	—	950	—	—	900	—
8〜9（歳）	1,600	1,850	2,100	1,500	1,700	1,900
15〜17（歳）	2,500	2,800	2,800	2,050	2,300	2,550
18〜29（歳）	2,300	2,650	2,650	1,700	2,000	2,300
30〜49（歳）	2,300	2,700	3,050	1,750	2,050	2,350
50〜64（歳）	2,200	2,600	2,950	1,650	1,950	2,250
75以上（歳）	1,800	2,100	—	1,400	1,650	—

妊娠については付加量を，I, II, IIIとも，初期 + 50，中期 + 250，末期 + 450，授乳婦 + 350 とする.

付表6-3 タンパク質の食事摂取基準 （一部のみ）（単位は g/ 日）

性　別	男　性			女　性		
基準量	EAR	推奨	目安	EAR	推奨	目安
0 ～ 5 （月）			10			10
6 ～ 8 （月）	—	—	15	—	—	15
9 ～ 11 （月）			25			25
1 ～ 2 （歳）	15	20	—	15	20	—
8 ～ 9 （歳）	30	40	—	30	40	—
15 ～ 17 （歳）	50	65	—	45	55	—
18 ～ 64 （歳）	50	65	—	40	50	—
65 以上 （歳）	50	60	—	40	50	—

EAR；推定平均必要量　　＊　（推奨量付加量）妊娠初期 +0，中期 +5，妊娠後期 +25，授乳期 +20

付表6-4 脂肪酸の食事摂取基準 （一部のみ）

項　目	脂　質		飽和脂肪酸	n-6 系脂肪酸		n-3 系脂肪酸	
性　別	男　女		男　女	男性	女性	男性	女性
基準値 単　位	目安 ％ E	目標 ％ E	目標 ％ E 以下	目安 g/ 日	目安 g/ 日	目安 g/ 日	目安 g/ 日
0 ～ 5 （月）	50		—	4	4	0.9	0.9
1 ～ 2 （歳）		20 ～ 30	—	4	4	0.7	0.8
8 ～ 9 （歳）		20 ～ 30	10	8	7	1.5	1.3
15 ～ 17 （歳）		20 ～ 30	8	13	9	2.1	1.6
18 ～ 29 （歳）		20 ～ 30	7	11	8	2.0	1.6
30 ～ 49 （歳）		20 ～ 30	7	10	8	2.0	1.6
50 ～ 64 （歳）		20 ～ 30	7	8	7	2.2	1.9

％ E：％エネルギー

付表6-5 食物繊維・ビタミン・Ca の食事摂取基準 （一部のみ）

項　目	食物繊維		ビタミン （VB$_1$）		VB$_6$		VC	Ca	
性　別	男性	女性	男性	女性	男性	女性	男　女	男性	女性
基準量 単　位	目標 g/ 日以上		推奨 mg/ 日		推奨 mg/ 日		推奨 mg/ 日	推奨 mg/ 日	
0 ～ 5 （月）	—	—	—	—	—	—	—		
1 ～ 2 （歳）	—	—	0.5	0.5	0.6	0.5	40	450	400
8 ～ 9 （歳）	11	11	1.0	0.9	1.1	1.0	70	650	750
15 ～ 17 （歳）	19	18	1.5	1.2	1.7	1.4	100	800	650
18 ～ 29 （歳）	21	18	1.4	1.1	1.6	1.1	100	800	650
30 ～ 49 （歳）	21	18	1.4	1.1	1.6	1.1	100	750	650
50 ～ 64 （歳）	21	18	1.3	1.1	1.6	1.1	100	750	650

資　料

付図・付表

付表7 食品中の化学物質の例

甘味料	食品に甘味を与える	キシリトール，アスパルテーム
着色料	食品を着色し，色調を調節する	食用黄色 4 号，食用赤色 102 号
保存料	カビや細菌などの発育を抑制し，食品の保存性をよくし，食中毒を予防する	ソルビン酸，パラオキシ安息香酸ブチル
増粘剤，安定剤，ゲル化剤，糊剤	食品に甘味を与える滑らかな感じや，粘り気を与え，分離を防止し，安定性を向上させる	ペクチン，カルボキシメチルセルロース，メチルセルロース，アルギン酸ナトリウム
酸化防止剤	油脂などの酸化を防ぎ保存性をよくする	L-アスコルビン酸，EDTA-Na，トコフェロール
発色剤	ハム・ソーセージの色調・風味を改善する	亜硝酸ナトリウム，硝酸ナトリウム
漂白剤	食品を漂白し，白く，きれいにする	亜硝酸ナトリウム，亜塩素酸ナトリウム
防かび剤（防ばい剤）	輸入柑橘類などのかびの発生を防止する	オルトフェニルフェノール，ジフェニール
イーストフード	パンのイーストの発酵をよくする	リン酸三カルシウム，炭酸アンモニウム
ガムベース	チューイングガムの基材に用いる	エステルガム，チクル
香料	食品に香りをつけ，おいしさを増す	バニリン，アセト酢酸エチル
酸味料	食品に酸味を与える	クエン酸，乳酸，L-酒石酸
調味料	食品にうま味などを与え，味をととのえる	L-グルタミン酸ナトリウム，クエン酸カルシウム，L-アスパラギン酸
豆腐用凝固剤	豆腐を作るときに豆乳を固める	塩化マグネシウム，グルコノデルタラクトン
乳化剤	水と油を均一に混ぜ合わせる	グリセリン脂肪酸エステル，レシチン，サポニン
pH 調整剤	食品の pH を調節し品質をよくする	DL-リンゴ酸，乳酸ナトリウム
かんすい	中華めんの食感，風味を出す	炭酸カリウム（無水），ポリリン酸ナトリウム
膨張剤	ケーキなどをふっくらさせ，ソフトにする	炭酸水素ナトリウム，硫酸アルミニウムカリウム
栄養強化剤	栄養素を強化する	ビタミンA，乳酸カルシウム
その他の食品添加物	その他，食品の製造や加工に役立つ	水酸化ナトリウム，プロピレングリコール

付表8 水道水の水質基準（2020 年）

No,	項 目	基準値 （mg/L 以下）	No,	項 目	基準値 （mg/L 以下）
1	一般細菌	100 集落数 / mL 以下	27	トリクロロ酢酸	0.03
			28	ブロモジクロロメタン	0.03
2	大腸菌	検出せず	29	ブロモホルム	0.09
3	カドミウム・その化合物	0.003（Cd）	30	ホルムアルデヒド	0.08
4	水銀・その化合物	0.0005（Hg）	31	亜鉛・その化合物	1.0（Zn）
5	セレン・その化合物	0.01（Se）	32	アルミニウム・その化合物	0.2（Al）
6	鉛・その化合物	0.01（Pb）	33	鉄・その化合物	0.3（Fe）
7	ヒ素・その化合物	0.01（As）	34	銅・その化合物	1.0（Cu）
8	六価クロム化合物	0.02（Cr^{VI}）	35	ナトリウム・その化合物	200（Na）
9	亜硝酸態窒素	0.04	36	マンガン・その化合物	0.05（Mn）
10	シアン化物イオン・塩化シアン	0.01（CN）	37	塩化物イオン	200
11	硝酸態窒素・亜硝酸態窒素	10	38	カルシウム，マグネシウム等 （硬度）	300
12	フッ素・その化合物	0.8（F）	39	蒸発残留物	500
13	ホウ素・その化合物	1.0（B）	40	陰イオン界面活性剤	0.2
14	四塩化炭素	0.002	41	ジェオスミン [2]	0.00001
15	1,4-ジオキサン	0.05	42	2-メチルイソボルネオール [3]	0.00001
16	シス / トランス-1,2-ジクロロエチレン	0.04	43	非イオン界面活性剤	0.02
17	ジクロロメタン	0.02	44	フェノール類	0.005 （フェノール）
18	テトラクロロエチレン	0.01			
19	トリクロロエチレン	0.01	45	有機物 [4]	3
20	ベンゼン	0.01	46	pH 値	5.8 ～ 8.6
21	クロロ酢酸	0.02	47	味	異常でない
22	クロロホルム	0.06	48	臭気	異常でない
23	ジクロロ酢酸	0.03	49	色度	5 度以下
24	ジブロモクロロメタン	0.1	50	濁度	2 度以下
25	臭素酸	0.01	51	塩素酸	0.6
26	総トリハロメタン [1]	0.1			

1）；総トリハロメタンは，クロロホルム，ジブロモクロロメタン，ブロモジクロロメタン，ブロモホルムの総和である． 2）；ジェオスミンは（4S, 4aS, 8aR）-オクタヒドロ-4, 8a-ジメチルナフタレン-4a（2H）-オール．
3）；2-メチルイソボルネオールは，1, 2, 7, 7-テトラメチルビシクロ［2, 2, 1］ヘプタン-2-オール． 4）：有機物は全有機炭素（TOC）の量．

　14 ～ 21 番は，化学合成原料，溶剤，金属の脱脂剤，塗料，ドライクリーニングなどに使用され，地下水汚染物質として知られている．22 ～ 25, 27 ～ 31 番は，原水中の一部の有機物質と消毒剤の塩素が反応して生成する．26 番は，原水中の臭素が高度浄水処理のオゾンと反応して生成する．42, 43 はカビ臭の原因物質である．水質検査の実施業務は基本的な項目に限り，他の項目については状況に応じて検査する．

　このほかに，水質管理上留意すべき項目として，関係者の注意を喚起するものとして，水質管理目標設定項目が設定されている．水質管理目標設定項目には農薬が含まれ，農薬については 114 種類の農薬のΣ（検査濃度 /目標値）が 1 を超えないこととしている．

付表9 健康診査の項目と意味

検査項目	原因・影響など
肥満度	体重・身長からの計算と脂肪計による．肥満の程度には BMI（Body Mass Index）＝体重 kg/（身長 m）^{2} がよく用いられる． 　やせ＜ 18.5，18.5 ≦ふつう＜ 25.0，25 ≦肥満 1 度＜ 30，30 ≦肥満 2 度＜ 35 が基準である．肥満は，高血圧，心臓病，糖尿病などの原因となる．
メタボリックシンドローム（内臓脂肪症候群）	腹囲が男性 85 cm 以上，女性 90 cm 以上で，3 つの項目（血中脂質，血圧，血糖）のうち 2 つ以上の項目に該当する者．
血圧測定	血圧の高い状態が続くと脳卒中，心臓病，腎臓病などにかかりやすい． 低血圧は自覚症状がなければ問題ない．
骨粗鬆症検診	X 線，超音波を用いて骨の状態を調べ，同年齢の平均やピーク時と比較する．
眼底検査	眼底の血管は外部から見ることのできる唯一の血管で，動脈硬化の状態や網膜の変化を観察する．
尿検査	タンパクや潜血が陽性の場合は，腎臓病や尿路系の疾患が疑われる． ウロビリノーゲンは，肝臓病，発熱，便秘などで陽性になる．尿糖が陽性の場合は，血糖検査を行う．
貧血検査	貧血はヘモグロビン量の低下した状態で，鉄欠乏，栄養不良，出血が疑われる． 赤血球数，ヘモグロビン量，ヘマトクリット値などがある．ヘマトクリット値は，血液量に対する赤血球の割合（容積%）である．
白血球数	細菌感染があると一般に白血球数は増加する．
血小板数	血小板は出血を止める．
脂質異常症（高脂血症）	トリグリセライド（中性脂肪），HDL，LDL コレステロールなどが測定される．異常値が続けば循環器障害を起こしやすい．HDL コレステロール（いわゆる善玉コレステロール）の低下は動脈硬化を招きやすい．
膵機能検査	膵臓が作る酵素（アミラーゼ）の尿・血中濃度測定．
肝機能検査	AST（GOT），ALT（GPT），γ-GTP，ALP，LDH，ビリルビンなどがある．AST，ALT，γ-GTP，ALP，LDH はいずれも酵素で，肝障害によって血液中濃度が増加する．γ-GTP の増加は，胆石などの胆道疾患，アルコール常飲者にも見られる．ビリルビンはヘモグロビンの代謝産物で肝臓から胆道へ排出される．このほかに，ウイルス性肝炎の検査もある．
がん	胃がん（X 線検査,内視鏡検査),肺がん（X 線検査,喀たん細胞診検査),乳がん（視触診，マンモグラフィ），子宮がん（細胞診，HPV 検査），大腸がん（便潜血）など．
腹部超音波検査	体の表面から超音波をあて，その反射率の違いにより臓器の状態を調べる． 胎児の状態，胆石，脂肪肝の有無など．
糖代謝検査	糖尿病の指標，尿糖，血糖，ヘモグロビン A1c など，ヘモグロビン A1c で過去 1.5 ヵ月程度の血糖の状態を知ることができる．
腎機能検査	代謝産物（尿素窒素，クレアチニン,尿酸）によって,腎のろ過,再吸収機能を見る．高尿酸血症は痛風の原因になる．

付表10 学校の検診における主な疾病・異常被患率（％）（男女計，2021年）

	幼稚園	小学校	中学校	高等学校
むし歯（有無）	26.49	39.04	30.38	39.37
裸眼視力（1.0未満）	24.81	36.87	60.66	70.81
鼻・副鼻腔の疾患	2.96	11.87	10.06	8.81
心電図異常者	―	2.50	3.07	3.16
タンパク検出の者	0.66	0.87	2.80	2.80
アトピー性皮膚炎	1.75	3.20	2.95	2.58
ぜん息	1.48	3.27	2.31	1.70
せき柱・胸郭の異常	0.17	0.79	1.72	1.22
栄養不良	0.28	1.80	1.18	0.54
尿糖検出の者	―	0.07	0.17	0.21
腎臓疾患	0.06	0.23	0.25	0.20

幼稚園は5歳，小中高は平均.

付表11 介護保険制度

付表11-1 要介護認定等基準時間の分類

分　　野	内　　容
1．直接生活介助	入浴，排泄，食事等の介護
2．間接生活介助	洗濯，掃除等の家事援助等
3．問題行動（BPSD）関連行為	徘徊に対する探索，不潔な行為に対する後始末等
4．機能訓練関連行為	歩行訓練，日常生活訓練等の機能訓練
5．医療関連行為	輸液の管理，褥創（じょくそう）の処置等の診療の補助

付表11-2 要介護認定等の基準時間と在宅利用上限

分類[1]	介護度の事例	基準時間[2]	利用上限単位（／月）
要支援1	「起き上がり」，「立ち上がり」等が不安定で，日常生活の一部に介助が必要な状態	$25 \leq X < 32$	5,032[3]
2	「歩行」が不安定，「入浴時の洗身」，「つめ切り」等の身だしなみの一部に介助が必要な状態	$32 \leq X < 50$	10,531
要介護1	要支援2レベル以上で，疾病や外傷により心身の安定に欠く状態，認知機能の低下した状態	$32 \leq X < 50$	16,765
2	「立ち上がり」，「歩行」等が自力で困難な状態で，「移動」，「排せつ」，「衣服の着脱」等に介助が必要な状態	$50 \leq X < 70$	19,705
3	「立ち上がり」，「歩行」等が自力でできず，「排せつ」，「衣服の着脱」，「入浴時の洗身」等に全部の介助が必要な状態	$70 \leq X < 90$	27,048
4	「食事摂取」等が困難な状態で，「排せつ」，「衣服の着脱」，「入浴時の洗身」等に全面的な介助が必要な状態	$90 \leq X < 110$	30,938
5	「意思の伝達」が困難で，生活全般について全面的な介助が必要な状態	$110 \leq X$	36,217

1) 介護保険法では，「要介護状態」とは，「身体上又は精神上の障害があるために，入浴，排せつ，食事等の日常生活における基本的な動作の全部又は一部について，一定期間（6ヵ月）にわたり継続して，常時介護を要すると見込まれる状態」のように定義され，「要支援状態」は「…継続して常時介護を要する状態の軽減若しくは悪化の防止に特に資する支援を要すると見込まれ，又は身体上若しくは精神上の障害があるために一定期間（6ヵ月）にわたり継続して日常生活を営むのに支障があると見込まれる状態」のように定義されている.
2) 基準時間とは単位処理に要する時間の合計値である.
3) 居宅サービス1単位は10～11.4円．地域やサービスによって異なる場合がある.

資　料

付図・付表

付表 11-3a　介護保険制度におけるサービス

種　類		内　　容
訪問	訪問介護 （ホームヘルプ）	ホームヘルパーが，介護，調理・洗濯・掃除等の家事，生活等に関する相談，助言，日常生活上の世話を行う
	訪問入浴介護	入浴車等により浴槽を提供して入浴の介護を行う
	訪問看護	看護師等が療養上の世話または必要な診療の補助を行う
	訪問リハビリ	理学療法士，作業療法士がリハビリテーションを行う
	居宅療養管理指導	医師，歯科医師，薬剤師等が，療養上の管理および指導を行う
通所	通所介護 （デイサービス）	老人デイサービスセンター等で，介護，生活等に関する相談，助言，健康状態の確認，日常生活の世話および機能訓練を行う
	通所リハビリ （デイ・ケア）	介護老人保健施設，病院，診療所で，リハビリテーションを行う
入所	短期入所生活介護 （ショートステイ）	老人短期入所施設，特別養護老人ホーム等に短期間入所し，介護，日常生活上の世話および機能訓練を行う
	短期入所療養介護 （ショートステイ）	介護老人保健施設，介護療養型医療施設等に短期間入所し，介護，医学的管理下における介護，機能訓練，医療，日常生活上の世話を行う
	特定施設入居者生活介護 （有料老人ホーム）	有料・軽費老人ホーム等の入所者等にサービス計画に基づき，介護，機能訓練，日常生活上および療養上の世話を行う
用具	福祉用具貸与	在宅の要介護者等について福祉用具の貸与を行う
	特定福祉用具販売	入浴や排せつのための特定福祉用具の販売を行う
改修・支援	居宅介護住宅改修費	手すりの取り付け等の住宅改修費の支給
	居宅介護支援	居宅サービス計画の作成，確保のための事業者等との連絡調整・施設の紹介等の便宜の提供を行う

付表 11-3b　介護保険制度における地域密着型サービス（対象は要介護者）

種　類		内　　容
小規模多機能型居宅介護		居宅，サービスの拠点で家庭的な環境と地域住民との交流の下で，介護，日常生活上の世話および機能訓練を行う．
夜間対応型訪問介護		夜間対応型と定期巡回・随時対応型がある．居宅の者に，夜間・日中に（定期巡回し）排泄の介護，日常生活上の対応を行う．
認知症対応型	通所介護	居宅の認知症者に特別養護老人ホーム，老人デイサービスセンターで，介護，日常生活上の世話，機能訓練を行う．
	共同生活介護	共同生活（グループホーム）を営む認知症者に対し，家庭的な環境と地域住民との交流の下で，介護，日常生活上の世話，機能訓練を行う．
地域密着型	特定施設入居者生活介護	特定施設や介護老人福祉施設の入所者に対し，小規模（30 人未満）の施設で，サービス計画に基づき，介護，日常生活上の世話，機能訓練，療養上の世話を行う．
	介護老人福祉施設入所者生活介護	老人デイサービスセンターなどにおいて，介護，日常生活の世話，機能訓練を行う．
複合型		医療ニーズの高い利用者に，療養支援を行う．

1) 介護は入浴，排せつ，食事等を指す．日常生活上の世話とは，生活等に関する相談，助言などを指す．
2) 福祉用具貸与には，車いす，特殊寝台，床ずれ防止用具，体位変換器，手すり，スロープ，歩行器，歩行補助つえ，認知症老人徘徊感知機器，移動用リフトなどがあるが，適用制限がある．
3) 特定福祉用具は，腰掛便座，入浴補助用具，簡易浴槽，特殊尿器，移動用リフトのつり具である．

索引

169

イラスト 公衆衛生学 ――第6版――

ISBN 978-4-8082-6089-7

2000 年 4 月 10 日　初版発行	著者代表 Ⓒ 吉 岡 義 正
2005 年 4 月 1 日　2 版発行	発 行 者　鳥 飼 正 樹
2009 年 4 月 1 日　3 版発行	
2013 年 3 月 1 日　4 版発行	印　刷　株式会社 メデューム
2017 年 4 月 1 日　5 版発行	製　本
2023 年 4 月 1 日　6 版発行	

発行所　株式会社 東京教学社

郵便番号　112-0002
住　　　所　東京都文京区小石川 3-10-5
電　　　話　03（3868）2405
Ｆ　Ａ　Ｘ　03（3868）0673
http://www.tokyokyogakusha.com

環境保健の概念図

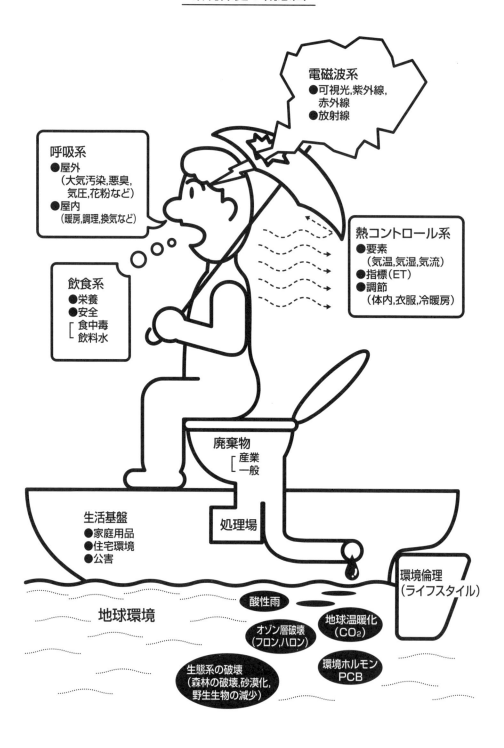